医療情報システム導入

完全マニュアル

失敗しないための具体的プロセス

根本大介
Nemoto Daisuke

JN213295

日本能率協会マネジメントセンター

はじめに

　医療情報システムの導入・更新は、手間がかかります。

　手間がかからない経験をされている方がいたら、それは、あなたが見ていないところで同じ医療機関にいる同僚たちが手間をかけてくれているのだと思います。

　もしかしたら、より関心をもてば、よりよいシステムになるかもしれません。

　多くの医療機関職員は、情報システムの専門家ではありません。情報システム専門の部門であったとしても、日々の業務をかかえていますし、そもそも医療情報システムの導入・更新をした経験がない、あるいは経験していたとしても5年以上前のことではないでしょうか。医療情報システムの導入・更新は頻繁に起こることではないため、経験している人が少なく、また、経験していたとしても、現在活用できるかどうかわからない知見であると言えます。

　筆者は、いろいろな医療機関をまわり、ひたすら医療情報システムの導入・更新をする特殊な立場にありました。導入・更新にあたってやるべきことや考え方などは、他の医療機関では当然とされることも、ある医療機関では知らずに悩んでおられたり、意外と知られていないケースが多いことに気づきます。

　そこで網羅的に、医療情報システムの導入・更新のコツを知っていただくことは、非常に意義があると考えました。

　医療情報システムのパッケージは、品質も安定していることが多いです。少なくとも、業務停止することは稀です。

「高額である」という意見は多いですが、世界や他業界に目を向けて比較すると必ずしもそうとは言えません。

　パッケージ導入を主流とした医療情報システムと呼ばれるシステム群は、そのまま適用して活用することで、情報システムについてあまり考えずとも一定

の効果が期待できるものになっています。

　医療情報システムを意識せず、業務ができること。これはすばらしいことだと思います。一方、導入・更新時に、医療情報システムに少し意識を向けることで、より効率的な運用ができる可能性があるのではないかと思います。

　本書は、はじめて医療情報システムの導入・更新に携わる方にも読み進められるよう、システム技術的な内容は極力少なくなるように努めました。

　医療情報システム導入・更新の成功は、「段取り」にあります。この段取りは、システムと言いながら、非常に人間くさい部分があります。この人間くさい部分をいかに進めるかが成功の鍵になるのです。

　本書が医療機関の多くの方の目に留まり、医療情報システムの円滑な導入・更新に寄与できることを願います。

　皆様の医療情報システムの導入・更新の成功を心よりお祈り申し上げます。

2025年2月

根本　大介

目 次

本書には、ダウンロードコンテンツとして現行システム一覧などをご用意しております。以下よりダウンロードいただき、ぜひご活用ください。
https://www.jmam.co.jp/pub/9315.html

序 章

医療情報システムの
必要性と課題

0-1　医療機関のデジタル化の必要性

　本書を手に取られた方であれば、医療機関において、医療情報システムがなくてはならないものであるということに異議を唱える方はおられないでしょう。

　患者の本人確認一つとっても、保険証や診察券やその代替としてマイナンバーカードが利用され、患者の住所・氏名、来院歴、入院期間などの様々な情報が入力されて医事システムなどの医療情報システムに登録されています。

　医療費の請求においても、診察、検査、処置・処方、手術などの実施情報は、すべて電子的に情報共有がなされています。

　今や、医療情報システムがなければ、医療機関は収入も得られず、適切に業務を遂行することさえできません。

「医療情報システム」とは、電子カルテシステムと様々な部門システムが相互に連携しながら構成しているものであり、医療機関を運用するために欠かせないものです。

　図表0-1に示すように、医療情報システムは、様々な部門システムと基幹システムに分けられます。基幹システムは、電子カルテシステムや看護、医事システムなど、多くの部門システムと連携して影響の大きいものであり、医療情報システムの根幹を成すものです（電子カルテシステム（オーダリングシステムを含む）以外はすべて部門システムと表現することもあります）。

　電子カルテシステムの中には、オーダ機能（検査や処方の指示を記録し、請求の根拠となる機能）があります。オーダ機能やその実施などの記載が主となってい

図表O-1　部門システムと基幹システム

部門システム	基幹システム

検査部門システム

薬剤部門システム

リハビリテーション部門システム

透析部門システム　　など

※通常は、「検査システム」などとし、
「部門」は省略する。

電子カルテシステム

（オーダリングシステム）

看護システム

医事システム　　など

※電子カルテ（オーダリングシステム）以外は
すべて部門システムと表現することもある。

る機能的に限定的なものを、オーダリングシステムとよび、電子カルテシステムとオーダリングシステムを分けて表現する人もいますが、ここでは、オーダリングシステムは、電子カルテシステムの一部と位置付けておきます（**図表 0-2**）。

図表O-2　電子カルテシステムの概念

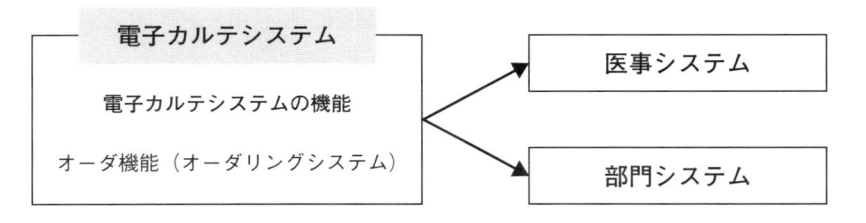

　例えば、リハビリテーション部門であれば、リハビリテーションの計画書も、その予約情報・実施結果も部門システムであるリハビリテーション部門システムに記録され、記録された情報は、必要に応じて電子カルテシステムに連携されます。これらの情報はリハビリテーションを担当する職員だけでなく、電子カルテシステムなどを通じて、医師や看護師にも共有されます。このうち、医療費請求に関わる情報は医事システムに連携され、他の請求情報とともにとりまとめられ、抜け漏れなく医療費を請求できるのです。リハビリテーションに限らず、すべての部門システムはこのように電子的に連携し、稼働しています。

　加えて、国は電子カルテ情報の共有や活用をさらに進めるべく、さらなるデジタル化を目標に掲げています。

　近年では、電子処方箋のしくみができました。処方箋を患者が医療機関から薬局に直接持っていく手間をなくし、スピーディに電子的に情報連携できるようになりました。

　マイナンバーカードのオンライン資格確認では、マイナンバーカードを保険証として取り扱うこともできます。マイナポータル画面（マイナンバーカードで認証して個人が自身の情報等を確認できる画面・しくみ）では、関係する様々な情報が確認できるようにもなりました。医療機関・薬局においては令和5年4月からオンライン資格確認の導入が原則義務化されています。

　新型感染症流行下の情報収集においても、医療機関の稼働状況、病床や医療スタッフの状況、受診者数、検査数、医療機器や医療資材の確保状況などは、国が構築した医療機関等情報支援システム（G-MIS（ジーミス）：Gathering Medical Information System）で一元的に把握されるようになりました。

　さらに国は、全国医療プラットフォームを構築して、電子カルテ情報を共有するなどの医療DX政策を掲げています。

　数十年前は「医療機関は病名などの機微な個人情報を取り扱うことから、情報連携しにくい」と考える人も多かったのですが、社会全体が電子的な情報連携をベースに動いている近年、医療機関もまた、**デジタル化は避けて通れない**状況になっています。

　そもそも避けて通る意味もなく、この時代の便利でセキュアな機能を十分に活用することは、医療機関運営のキーファクターです。**医療機関運営の最重要経営課題の一つとして（病院経営アジェンダとして）認識されるようになった**といっても言いすぎではないでしょう。

0-2　医療情報システム構築に必要なのは「新規技術」ではなく「現状の見直し」である

　では、現在、医療機関における情報システムの活用やその構築は、十分にな

されているのでしょうか？　多くの医療機関では、そここここに「抜け」があるのが現状ではないでしょうか？

　抜けている部分は、各医療機関で異なると思いますが、例えば、「情報セキュリティ上の配慮がされているか？」についてはどうでしょうか？

　もしあなたの所属する医療機関が、情報セキュリティ上の懸念を抱えているのであれば、最新技術の活用による解決よりも先にやることがあるかもしれません。それは、システム会社との契約にそういった安全管理技術が含まれているかを確認することです。さらに言うと、「安全管理技術をシステム会社などの事業者に求めているのか？」「システム会社に提示した要求仕様書には安全管理の条項が含まれているのか？」といった一般的な調達のしくみの中で重要事項の抜け漏れがないかを確認しなければなりません。

　医療情報システムの導入・更新時に最も求められるのは、こうした課題や現状を地道に整理することなのです。

　以前から、医療機関の大きな投資対象として、建築・医療機器・医療情報システムの三つが挙げられています。

　医療情報システムへの投資コストは、どのように決めていくものか、そのためにどのようにシステム会社と契約し、どのようにして情報システムを構築するものなのか、そういった情報システムの導入（すでに導入している情報システムに対しては更新）において、知っておくべきコツは多くありますが、残念ながら、そのことはあまり広く知られていません。

　デジタル化による画期的な進歩について語られることは多い一方で、「必要な医療情報システムを単に導入するにあたって留意すべきこと」のような基礎的な部分については、身につけるべきノウハウがあるにもかかわらず、語られることが少ないように思います。

　以下、本書においては医療情報システムの導入・更新時に、医療機関やそれをサポートする立場の皆様が、知っておくべき内容を整理し、説明します。

　どの医療機関でも経験する、「情報システムを調達する」という行為について、当たり前にできるようになっていただくことが、本書の役割だと考えてい

ます。

■ 0-3　医療情報システムとは何か

　初めに「医療情報システムとは何を指すのか？」を定義したいと思います。
　厚生労働省の「医療情報システムの安全管理に関するガイドライン」による
と、**医療情報システムは、医療に関する患者情報（個人識別情報）を含む情報を
取り扱うシステム**、であるとされ、「例えば、医療機関等のレセプト作成用コン
ピュータ（レセコン）、電子カルテ、オーダリングシステム等の医療事務や診療
を支援するシステムだけでなく、何らかの形で患者の情報を保有するコン
ピュータ、遠隔で患者の情報を閲覧・取得するコンピュータや携帯端末等も、
範ちゅうとして想定される。また、患者情報の通信が行われる院内・院外ネッ
トワークも含む」と定義されています。
　本書でも、その定義に従いながらも、それを少しかみ砕いて「医療情報シス
テム」を以下のように定義したいと思います。

本書での「医療情報システム」の定義

　**医療情報システムとは、医療機関を中心として活用される、医療データを扱
う医療機関の業務システムならびにそこから派生する情報システム群。**

■ 0-4　医療情報システムの特徴

　医療情報システムに個人情報を含む重要な情報が格納されていることは、ご
存じの方も多いと思います。個人情報の取扱い以外にも、医療情報システムの
特異性はありそうです。では医療情報システムと一般企業で使われる情報シス
テムとはどのように異なっているのでしょうか？
　以下の**図表0-3**に医療情報システムの特徴をまとめました。
　細かく言うと、他の特徴もありますが、ここでは、医療情報システム導入・

図表0-3　医療情報システムの特徴

医療情報システムの特徴	内容	影響
パッケージ適用が進んだ業界におけるシステムである	・業務アプリケーションのほとんどが完成パッケージ商品となっている。 ・スクラッチで作りこむシステムや、開発部分が多いパッケージが少ない。	・「パッケージを選ぶ」ためには、自施設に「最も適したパッケージ」であるかを判断する必要がある。 ・カスタマイズしにくい。あるいは、カスタマイズするとパッケージ適用の良さが損なわれる。
医療機関ごとの特徴でシステムの構成が変わる	・医療機関ごとに診療科や提供する医療サービスが異なっているため、その内容に応じた部門システムを異なる事業者に求め、組み合わせて医療情報システム全体を構築する必要がある。	・部門システムを多数用意する必要がある。 ・トータルコーディネートに手間がかかる。
扱う情報を重視する傾向がある	・扱う情報に機微な個人情報などが含まれていることから、情報の機密性を他の情報システムよりも重要視する傾向がある。	・セキュアな対応やその説明が求められる。

更新にあたって、特に心にとめておくべき三つの特徴に限定して記載しています。

特徴1　パッケージ適用が主流であること

　医療情報システムの大きな特徴の一つ目は、パッケージ適用が圧倒的に進んでいることです。

　パッケージ適用ができるということは、カスタマイズをほとんど行わずに利用できるようになっているということです。

　医療情報システムはかなり以前から存在します。パッケージ適用が主とされていなかった30年ほど前は、そのまま活用する前提ではないパッケージをベースにカスタマイズして業務システムを作り上げることが主流でした（あるいは白紙からスクラッチでシステム構築するということもありました）。

当時、医療機関の基幹システムであったオーダリングシステム（オーダエントリーシステム）は、かなりの手間と時間をかけて、その設定や改修をしていました。改修作業には多くの打ち合わせが必要となります。システムの改修作業自体にも人手が必要で、さらにその確認テストにも工数が必要となります。また、作るものが多いほど、ミスも多くなるため、現在よりもかなり高い頻度でシステム停止やエラーが発生していたことを記憶しています。

そこで、医療機関に応じてシステムを変更するのではなく、逆にパッケージに合わせて運用を変更する「パッケージ適用」をするようになりました。**ノンカスタマイズ（あるいは最小限のカスタマイズだけ）で、基本パッケージそのままを適用する**手法です。

システム会社の提案した、**より短期間で、より安価で、よりエラーの少ないシステム**、つまりパッケージ適用を主とするノンカスタマイズなシステム導入は、医療業界にささり、多くの医療機関に受け入れられました。当初は、小規模の医療機関やトップダウンで意思決定する医療機関など、運用変更というダイナミックな意思決定をしやすい組織から上記のノンカスタマイズ導入が採用されました。その後、徐々にパッケージ適用が医療情報システム導入・更新において一般的になり、今では、大きな医療機関であってもパッケージ適用が当たり前となっています。

●パッケージ適用が医療機関に適している理由

パッケージ適用を主とするシステムには、システムの乗り換えや評価がしやすいというメリットもあります。

一般的な事業者の基幹システムにおいて、5〜7年ごとにシステムを入れ替える、それもシステム会社ごと変えるということは稀です。

海外の多くの医療機関においても、システム更新時に、別のシステム会社のシステムを選択するケースは多くありません。基幹システム自体を変更するのは、買収されるなどの経営本部の交代があったときなどの場合です。

しかし、我が国の医療機関では、5〜7年に一度、医療情報システムを入れ

替え、システム会社ごと変える場合もあります。我が国では、規模の大きな医療機関の多くは公的な組織であり、**公平で競争環境のあるIT調達が好まれる**こともその背景の一因でしょう。その結果として、我が国の医療情報システムが海外のそれに比べて安価になっているという報告もあります。

● パッケージ適用が主流ではない場合の懸念

　もし、パッケージ適用ではなく、それぞれの組織で、項目を一つ一つ設定し、画面や運用の手順、INPUT・OUTPUT情報それぞれを確認しながら手間をかけてシステム構築するのであれば、既存のシステム会社しかわからない業務システムになってしまうことでしょう。仮に理解できたとしても、その設定にかなりの手間をかけることになります。結果、多くの他の業界の情報システムや海外の医療機関のシステムは、システム会社選定や更新をせず、そのまま利用しつづけているのです。

　我が国の医療機関の情報システムでパッケージ適用が主流である現状は、システム会社の正当な競争を促進しています（ただし、情報の移行費用や接続費用のため、システム会社を変更しにくい場合もあります）。

　なお、国が推進する電子カルテの標準化や、クラウド化、その他複数の医療機関による同じシステムの活用など、現在では様々な手法があり、この特徴を語りきるには複雑化しすぎているため、ここでは傾向として語るにとどめます。

　ともあれ、入れ替えできる選択肢、システム会社の正当な競争を可能にするパッケージ適用が主流であることは、他の業界のシステムとは異なる特徴であると言えるでしょう。

● パッケージ適用時の注意点

　もちろん、適用するパッケージを選定する際には、注意点もあります。それは、自施設における運用ややりたいこととパッケージが合っているかを見極めて、最適なものを選ぶ必要があることです。完全に自施設にフィットするパッケージは基本的にはありません。**なるべくギャップの少ないパッケージを導入**

するためには、ギャップ分析が重要です。これらのノウハウについては、第6章〜第9章で詳しく解説します。

特徴2　各医療機関によって、著しく異なる業務システム構成

　第二の特徴として、医療機関ごとに、業務システムの構成が著しく変わることがあります。例えば、精神科を主とする医療機関のためには、精神科に特化した電子カルテシステムが存在します。他の診療科においても、その運用に特化した部門システムが存在するため、それらをうまく組み合わせて、それぞれの運用にあったシステム構成とする必要があります。

　導入する部門システムの種類は、30種類以上になることも普通で、場合によっては60種類など、かなりの数を導入することが多いです。大きな医療機関になればなるほど、その数は増える傾向があります。

　それらすべてのパッケージがそれぞれの部門にあったものかどうか確認して、選定していくことになります。どこか1社に頼めば、すべてのシステムをコーディネートしてくれるだろうと考える人もいるでしょう。残念ながら、部門システムごとにそれを得意としたシステム会社がそれぞれ存在しており、1社ですべての部門システムをまかなえることは、かなり稀です。

　また、無理に1社にすることは、その会社にとって得意ではない部門のシステムを導入することにもなるため、クオリティの低い部門システムになっていないか、確認が必要でしょう。つまり、**どこか特定の1社が推薦するシステムを適用していくだけでは、最適なシステム構成にはなりにくい**のです。

　様々な部門システムは、それぞれ連携して運用されており、必ずしも大きな一部の基幹システムが医療情報システム群全体をコントロールしているわけではありません。それぞれの部門に適したシステムが、うまく連携することで運用されているのです。

●システムが密に連携しているため、同時に変更する場合が多い

　連携の複雑さは、システム更新の検討にも影響します。例えば、検査システ

ムと医事システムと電子カルテシステムをそれぞれ別のタイミングで更新すると、3回分の連携費用（インターフェースの構築やそのテスト、稼働の立ち会いなどの費用）が必要となってきます。

まず連携するべきはデータであり、患者IDの連携などは基本となります。1人の患者が、医事会計の場面でも、放射線検査の場面でも、診察室でも、同一の患者として扱われるためには、患者ID連携などのしくみが必要とされます。

数十の部門システムそれぞれに対して、イチから連携内容を細かく打ち合わせして確認する時間はありません。そのため、多くの場合、連携実績のある部門パッケージ同士を選択することになります。これが実績のないアプリケーションパッケージが選ばれにくい理由です。

特徴3 扱う情報を重視する傾向（＝セキュアな情報管理を求められる）

第三の特徴として、扱う情報を重視する傾向があります。つまり、他の業界の情報システムより情報の扱い方に慎重さが求められるということです。これについては、詳しい解説は不要でしょう。個人情報保護法や「医療情報システムの安全管理に関するガイドライン」など、守るべきルールが存在することに配慮が必要です。

医療情報は機微情報であることから、セキュアなシステム構築になっていることやガイドラインに沿って運用していること、システム監査を受けること、などの対策を行い、**セキュリティ管理ができているという一定の説明を社会に対してできる状況にしておく**必要があります。

その他の特徴 独特な制度への理解

なお、診療報酬制度などの医療提供を行う上でのルールの存在も、一般的な情報システムにはない特徴と言えます。

特に、医療情報システムを提供する企業にとっては、非常に注意が必要な特徴です。

例えば、診療報酬制度に則った運用でなければ、診療報酬を得られなくなり

ます。初診または再診しか加算できないものや、カルテに記載がなければならない指導など、制度に則って医療サービスを提供した証跡が残せるしくみが必要となるため、情報システムの開発者は、診療報酬などの医療制度についても一定の理解が求められます。

これらのことは、医療情報システム業界の参入障壁となっています。実際は、丁寧な営業やコネクションなどにより、実績を着実に積むことでクリアできるものではあるものの、外から見た場合には、ハードルが高いと感じられることでしょう。

参入障壁と言えば、前述のセキュリティ意識も影響しているかもしれません。「医療」という安全を重視した分野であることから、「失敗を恐れず、どんどんチャレンジしてみよう」と先進的な取り組みがしにくいことも、システム提供事業者が限定的になっていることに影響しているかもしれません。

0-5　医療情報システム担当者に求められるスキル

こうした特徴のある医療情報システムにおいて、それを扱うにあたって、特徴を理解した担当者の存在は不可欠です。

医療情報技師という資格があります。医療情報技師資格の試験では、医療についての知識、情報システムについての知識、医療情報についての知識のすべてが問われます。医療だけでなく情報システムも求められるという点は、医療機関で働く他の職員とは異なるスキルでしょう。

医療情報システムを扱う職員は、このように、専門的な知見が必要であり、他の業界の情報システムの定石が通じないこともあります。

特に医療情報システムの運用では、どのような部門システムにどのような情報が送られているのかわかっていないと、影響範囲がわからないこともあるでしょう。

現場運用に密着して、自身の医療機関の運用について、どの部門のことでもある程度理解できるようでないと、医療情報システムに対して、各部門から寄

せられる要求を理解することも難しいでしょう。

　理想を言えば、きりがないかもしれませんが、医療情報システムの担当者は、単に「コンピュータに詳しい」ということだけでなく、医療機関において、どのように業務システムが利用されているか知っておくことが重要、ということは間違いありません。

　当然、そういった人材は多いはずもなく、結果的に医療情報システムの担当者、もしくは責任者は常に人材不足となっています。

■ 0-6　医療情報システムがわかる人材の枯渇

　筆者の講演会に参加してくれた方々、200〜300名を対象にアンケートを実施したところ、回答者のうち**4割程度が、専任担当者不在または1名のみで、医療情報システムを管理している**との回答がありました。この結果からも医療情報システムの担当者がどれほど不足しているかがわかるでしょう。

▎社会全体で医療情報人材が足りない

　医療機関に医療情報システムの担当者がいない、あるいはいたとしてもワンオペで頑張っている、ということであれば、医療情報システムに明るい人材はどこにいそうでしょうか。

　筆者は、20年以上前、プロフェッショナルファームの中で、医療情報システム専門にコンサルティングするチームを作りましたが、初めは人材が集まらず、かなり困り、「人材を育てる」以外の方法はありませんでした。今でも、すでにスキルを持っている人を募集するより、育てることが主流になっています。

　医療機関から委託を受けて活躍する外部のコンサルタントはいますが、それも実績豊富なメンバーは限られているため、慢性的に彼らは多忙であり、ニーズがあっても仕事を受けられない状況も続いています。

　それでは、医療情報システムを提供しているシステム会社は、どうでしょうか。

実はシステム会社にも、人がいません。

この状況を如実に表しているのが、診療報酬改定に伴うシステム改修時です。

大きく2年に一度程度、診療報酬改定がありますが、その改修作業に対応するために、医療情報システムを変更する作業が必要となります。診療報酬改定は医事システムへの影響が一番大きいですが、医事システムに送付されるオーダ情報やカルテ記載の内容なども関係することから、オーダ単位での改修やカルテの書き込み方まで、広く影響する作業となります。

システム会社は、そのために大きな工数をかけ、開発をストップさせたり、稼働を延期させることもあります。医療機関としても、この対応に巨額の人的コストや情報提供料を支払うこととなり、いいことなしです。

こうした中、厚生労働省では、負担の極小化をめざす取り組みとして、共通モジュールの開発などの政策を実施しています。

つまり、**国をまきこんだ対策が必要なほど、医療情報システムの作業効率が求められています。**その背景には、システム会社のSEにおいても、医療情報分野の作業者が不足している事実があります。

しくみ自体を変えていかなければ、必須の改修すら対応できないレベルとなっているのです。

0-7　本書の目的

医療情報システムを扱うのに必要なスキルをもった人がいない状況で、医療機関の医療情報システム担当者が最も困るのは、医療情報システムの導入・更新の場面でしょう。

医療情報システム担当者は、医療機関の中でシステムのメンテナンスを常時行っています。情報のバックアップがとれているかどうか確認することや、当然、情報システムに関する問い合わせにも対応します。このほか、システム会社とのやりとりもこなしていることでしょう。予算をとるための書類を作ることもあるでしょう。

多くの作業がありながら、なんとか常時こなしている状況で、特に大きな問題になるのは、通常の業務以外に多くの業務が発生する、システム導入・更新時です。システム導入・更新時には、多大な労力がかかります。にもかかわらず、その際に、医療情報システムの担当者がいきなり増員されるということはありません。

　本書は、このような人材不足の中でも混乱を引き起こさず、要点を押さえて効率的に医療情報システムの導入・更新作業を進めることができるよう、**医療情報システムの導入・更新の王道**を示します。

　導入・更新に関わる各工程を具体的に可視化し、注意点、よくある疑問とともにノウハウを提示することで、**初めて医療情報システムの導入・更新にあたる担当者でも抜け漏れなく業務を進められる指針となる**ことが本書の役割です。

　第1章で医療情報システムの導入・更新プロセスのロードマップの全体像を示し、第2章以降で各工程の具体的な作業内容を解説します。

　初めて医療情報システムの導入・更新に関わる方はもちろんのこと、すでに導入・更新作業を進めている方も、まずは第1章を読んでください。自施設での更新スケジュールや作業内容と比較し、抜け漏れがないかをチェックすることで、後工程でのトラブルを未然に防ぐことができるでしょう。

　それでは、まず医療情報システムの導入・更新プロセスの全体像から見ていきましょう。

第1章

医療情報システム導入・更新のプロセスと課題

　本章では、医療情報システム導入・更新プロセスについて流れをつかんでいきましょう。また、2章以降のプロセスにおける詳細な方法に臨む前に、よくある課題についてかいつまんで説明します。

1-1　医療情報システム導入・更新プロセスの王道

　当然ですが、システムを導入・更新する際に、いきなりシステム会社に連絡して、注文を出したり、システム稼働に向けた見積を依頼するわけにはいきません。医療情報システムの導入・更新には基本的な流れがあります。

　ここでは、公的医療機関がよく実施するプロセスを紹介します。

　公的組織では、公的資金を投入してシステムを構築することになるため、外部から厳しい目で確認が入る前提で、システム導入・更新を進める必要があります。このプロセスは、何十年もの間、繰り返し、練り上げられてきたものであり、まさに王道と言えるでしょう。このプロセスは公的医療機関以外の医療機関でも、大きく変わることはありません。まずは、この流れを知った上で、各施設に合ったやり方を工夫していくとよいでしょう。

　図表1-1に示すように、システム稼働までのプロセスには、大きく次の五つのフェーズがあります。

Ⅰ. **現状分析・基本計画策定**　　Ⅳ. **システム構築**

Ⅱ. **要求仕様書作成**　　　　　　Ⅴ. **確認・稼働**

Ⅲ. **システム会社選定・契約**

図表1-1　医療情報システムの導入・更新のプロセス全体像

フェーズ	工程		説明
フェーズI 現状分析・ 基本計画策定	システム現状 調査・分析 （2章）	基本方針検討 （4章）	システム更新に関わる基本方針、システム更新範囲、予算案などについて基本計画書として取りまとめ、院内合意を図ります。
	現状ヒアリング （3章）	基本計画策定 （5章）	
フェーズII 要求仕様書 作成	要求仕様書作成（6章）		システム会社の選定に必要な要求仕様書の取りまとめを行います。その過程で必要なシステムデモや、他医療施設の見学などをすることもあります。
	システム機能 確認 （7章）	調達資料作成 （8章）	
フェーズIII システム会社 選定・契約	調達実施（9章）	契約交渉・締結 （10章）	調達公告を行い、システム会社の選定を行います。価格や提案内容を評価し、契約条件に関わる交渉や提案内容の最終確認をします。
フェーズIV システム構築	機能・運用検討 （11章）	プロジェクト管理 （13章）	機能確認し、システムの活用方法、運用方法を検討します。各種設定や PC 等ハードウェア配置の最終決定、各種確認・検収を行います。各種テスト（リハーサル含む）を経て、稼働します。
	システム設定 （12章）		
フェーズV 確認・稼働	操作研修 確認・稼働 （14章）		

　各フェーズの概要を順に見ていきましょう。

フェーズⅠ　現状分析・基本計画策定

　現状のシステムを整理して、その課題を明らかにします。整理の際は、抜け漏れなく内容を確認することが重要です。そこから浮かび上がった課題を検討し、今後の計画を立案します。予算・スケジュール・調達方針・調達範囲の概要がここで決定します。

フェーズⅡ　要求仕様書作成

　基本計画で決定した調達範囲の要求仕様書を作成します。
　具体的に必要な機能や数量を記載した資料づくりが必要となり、複雑で多くの作業をこなしていくことになります。

フェーズⅢ　システム会社選定・契約

　要求仕様書をもとに、システム会社から見積や提案をしてもらいます。
　事前に決めたシステム会社選定方法により、最も評価の高いシステム会社に優先交渉権を設定します。交渉後、契約します。

フェーズⅣ　システム構築

　システム会社が確定したら、システム構築に入ります。システム会社と契約したとしても、システム会社がすべてやってくれるわけではありません。医療機関側での作業も多く、システム会社・医療機関双方の作業進捗を確認しながら進めることが重要となります。

フェーズⅤ　確認・稼働

　医療情報システムの設定や運用検討が完成したら、最終確認をします。操作の確認もあれば、システム上の確認もありますし、実際に患者役・医療スタッフ役に分かれて、運用の最終確認も行います。これを「リハーサル」と呼びま

す。リハーサルや各種テストの結果、予定どおり稼働できるかどうか、最終的に判断します。

┃システム検討のタイミングが遅すぎる

多くの方が、システム検討のタイミングを間違えがちです。

300床の医療機関の方からの相談事例です。1年後に電子カルテや医事システムのパッケージが使えなくなるため、更新しなければならず、筆者のところに駆け込んでこられた医療機関の担当者さんがいらっしゃいました。

しかし、はっきり言ってこのタイミングでは、遅いのです。そのため筆者は、システム会社に至急の依頼をすべきであり、更新のタイミングを1年間ずらすことができないか、相談するべきであるということを助言しました。

筆者は**どのような医療機関であっても稼働1年前、遅くとも10ヵ月前にシステム会社と契約するべき**、という話をしています（システム構築に時間がかかる理由は後述します）。

図表1-1を見返してみてください。システム会社との契約は、「契約交渉・締結」のタイミングですから、**そこから実際のシステム稼働までには最低でも1年は見積もる必要がある**ということです。諸条件により、そうとは限らないだろうという意見はあるかもしれませんが、一般的には、稼働準備の最終段階でのトラブルや職員負荷、品質確保などの観点から、リスクを許容できる範囲に落とし込むためには、概ね1年間は必要です。それは、どのような医療機関であっても、推奨できる期間です。おそらく、診療所や極めて小規模な病院であれば少し余裕のあるスケジュールになると思います。それでも、しっかりと検討するために十分な時間をとるという意味では推奨期間は変わりません。

逆に、大きな医療機関であれば、より長い期間をかけることがあります。しかし、筆者は**どのような大きな医療機関であっても、1年間を基準として、やりきることを前提**としています。内部の意思決定などにより、時間がかかる場

合には、さらに余裕をみることもあるでしょう。実際、2年間ほどをかけて構築することもまれにあります。

　そういったケースでは、契約するシステム会社の都合や、施設移転の都合、いろいろな背景があると思います。それでも1年間でできないか、検討することから始めていただくことを推奨します。

　その理由は、システム技術の陳腐化などの、内外状況の変化（医療政策上の対応や経営方針の変化、人材の変化など）です。時間がかかりすぎて、最新機種が出てハードウェアの仕様が変わったり、価格が高くなったり、他の経営上の状況などが変化する可能性も高まります。どのような大きな病院であったとしても、システム会社との契約後1年間という構築期間でやりきることはできると、筆者自身の経験から言えます。

　それでは、契約前の期間をどのくらい確保するべきでしょうか？　ここは、医療機関の内部事情や、公立・私立で異なる意思決定のスピード、基本計画にどのくらい時間を使うか、といった状況次第となりますが、小さな医療機関では早ければ半年、規模が中規模以上では長くても1年〜1年半というところでしょうか。

　契約前の段取りは、内部の意思決定スピードに大きく依存し、意思決定のスピードは、医療機関の規模に大きく依存します。つまり、**新システムを稼働させるべきタイミングが明確になっているのであれば、一定規模の病院であれば、稼働の2年前から準備すべきです。**

　もちろん単純な回答として、申し上げていますので、必ずしも2年間ということはありませんが、多くのケースでは、これが適切な回答になることが多いと思います。

　最近の医療情報システムは、6〜7年利用することが多いです。したがって、6年で更新する場合は、（2年前に検討開始する原則からすると）新しいシステムが稼働して4年後には検討開始する必要がある、ということになります。

　このサイクルは、手間がかかりますが、逆に手間をかけないと、様々なリスクを抱えることになります。本書では、それらのリスクについても、取り上げ

ていきます。

「契約前に1年もかかるのか…」。そう思われるかもしれません。しかしシステム構築はもちろんですが、システム会社と契約するまでのプロセスもとても重要なのです。これから順にそのプロセスを解説していきますが、最初の現状分析などについては、いつでも始められることです。

　現状分析とは、今ある医療情報システムを確認する行為です。日頃から情報システム資産の管理などを徹底することができれば、現状分析の期間を短縮することもできますし、より深く分析することも可能となり、より短い期間で更新・導入プロセスを進められると期待できます。

図表1-2　スケジュール事例

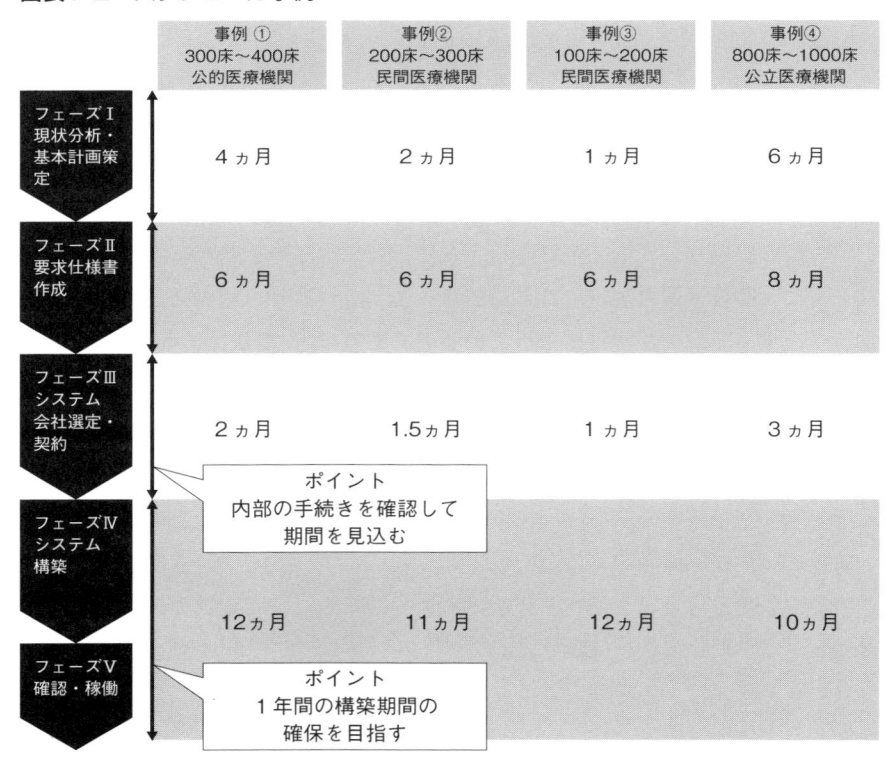

	事例① 300床～400床 公的医療機関	事例② 200床～300床 民間医療機関	事例③ 100床～200床 民間医療機関	事例④ 800床～1000床 公立医療機関
フェーズI 現状分析・基本計画策定	4ヵ月	2ヵ月	1ヵ月	6ヵ月
フェーズII 要求仕様書作成	6ヵ月	6ヵ月	6ヵ月	8ヵ月
フェーズIII システム会社選定・契約	2ヵ月	1.5ヵ月	1ヵ月	3ヵ月
フェーズIV システム構築	12ヵ月	11ヵ月	12ヵ月	10ヵ月
フェーズV 確認・稼働				

ポイント
内部の手続きを確認して期間を見込む

ポイント
1年間の構築期間の確保を目指す

●スケジュール事例

　スケジュールについて、実際の事例をいくつか挙げてみました（**図表1-2**）。実際の事例ですので、今まで解説した内容と異なっているケースもありますが、内部事情など様々な理由によって、このようなスケジュールになったとご理解ください。

　あくまで、スケジュールを今から作る場合には、先に解説したスケジュールを目指すとよいでしょう。

　この事例だけを見ると、病床規模とスケジュールは関係がないように見えてしまいますが、それは違います。多くの医療機関を見てきた中で、規模が大きくなると、やはりスケジュールも長くなりやすいと言えます。

　繰り返しますが、あくまで実際にこういう事例もあったということで、参考として提示しています。

いつ更新するべきかわからない

　医療機関において、新しい機能を欲して、全面的にシステム更新することはほぼありません。電子カルテを導入していない施設であっても、電子カルテという機能を追加したいという理由で、オーダリングシステムの全面入れ替えをすることはほぼありません。

　その理由は、前述のとおり、全面的なシステム入れ替えにかなりの時間と労力、そしてコストがかかることにあると思います。

　また、入れ替えのタイミングも、7年間活用することもあれば5年間程度の場合もあり、検討時間を踏まえると、欲しい機能があったとしても、そこまで待てないものでもないからです。

　結果、医療情報システムは、そのサポート期限が到来したタイミングで更新することが多いでしょう。

　サポート期限は、ハードウェア、ソフトウェアの期限もあれば、制度上の対応が不十分となり更新せざるを得なくなる場合もあります。

●ハードウェアの期限

ハードウェアは、法定耐用年数として5年であるなどの決まりがあると思いますが、7年間の保守をしているものなどもあり、一概に言えません。一般的には、5年から7年程度経過するタイミングで買い替えると考えておけばよいでしょう。

7年後に期限が到来するといっても、システムが稼働してから7年後ではないことがあります。通常、設定や開発のためにハードウェアを使い始めるため、搬入後7年、ということになると、半年から1年はタイミングが早くなります。生産終了の機種などの場合は、ここに注意が必要です。期限はシステム会社に確認すると確実です。

●ソフトウェアの期限

ソフトウェアの期限は、その開発・運用を行っているシステム会社が決めます。ソフトウェアといってもいくつか種類があります。データベースなどのミドルウェア、OSなどは、一般的な情報を見ると、サポート期限が示されていることが多いです。その上にある業務アプリケーションは、医療分野特有のシステムとなります。それらのサポート期限は、導入してくれたシステム会社に確認するか、導入時の資料に示されているでしょう。

●制度上の期限

医療分野のシステムでは、診療報酬改定への対応もサポート期限の要素になります。

サポート期限が切れるとどのようになるかというと、その業務アプリケーションでは、診療報酬改定に対応できなくなる、つまり、請求業務に支障をきたすということになりますから、事実上使えなくなると思ってもよいでしょう。

1-3 保守期限・サポート期限

▋期限切れへの対応

業務アプリケーションは、OSやミドルウェアと異なり、限られたユーザーに対応しているところがあるため、保守期間延長交渉の余地があるかもしれません。影響力の強いユーザーであれば、システム会社に対して利用期限の延長を交渉することや、個別対応を求めることも検討の余地があるでしょう。

業務アプリケーション以外のソフトウェアは、サポート期限が切れているものであっても、実際に利用されている場合もあります。例えば、ビジネス利用の世界では、業務アプリケーションに対応したOSやミドルウェアは限定され、OSやミドルウェアが更新したタイミングよりも少し遅れて、業務アプリケーションが対応することが多々あります。そのずれが大きい場合、すでに期限の切れたシステムの上でしか動かない業務アプリケーションを使うケースもありました。サポートできないミドルウェアの上で動かすことは、何かあった時に対応できなくなるリスクがあります。リスクを許容しながら、活用するケースも見られますが、近年では、セキュリティ上の対策から、あまり推奨できないしくみだと思います。

ハードウェアに関しても、サポート期限が切れていても、なんとか活用するケースもありますので、補足しておきます。

例えば、PCやその周辺デバイスであれば、予備機を用意しておいて、故障時に入れ替えることや、システム会社に頼んでスポット修理に限って受けてもらえることもあるため、そのようにして、サポート期限切れであってもなんとか少しの間、使い続けていく選択肢があります。保守部品の確保などを特別に行ってくれる保守会社があれば、サーバでさえ、一般に発表されるサーバハードウェアの保守期限を無視して一定の運用が可能となるケースもあります。

このように、期限切れの際にそのリスクを軽減する手段はいくつもありますが、サポート切れにより余計なコストがかかったり、故障時のデータ損失、システム停止に陥る可能性など、リスクはゼロにはなりません。したがって、**基**

本的には、サポート期限切れを踏まえて、時間的余裕をもって医療情報システム更新の導入・更新の準備をするとよいでしょう。

　それでは、以上の説明を踏まえ、具体的な事例として**図表1-3**を見ていきましょう。

　図表1-3の保守期限は、「この期間を過ぎると、壊れてしまったときに修理できる保証がない」というタイミングだと思ってください。平たく言うと、「いつまで使えるか」ということになります。

　例として、電子カルテシステムなどいくつかのシステムを示しています。当然、システムの種類やハードウェアかソフトウェアかによって、保守期限は変わってきます。かつては5年程度で概ね保守期限が揃っていたのですが、クラウドの対応やハード・ソフトの分割発注、また、7年契約を基本とした契約形態の出現などによって、それぞれの製品ごとに保守期限がバラけることが多く

図表1-3　現行システムの保守期限

カテゴリ	保守期限（いつまで使えるか）			
	1月	2月	3月	12月
電子カルテシステム ハード（サーバ）	➡	保守期限延長 の検討		
電子カルテシステム ハード（PCなど）	➡			
検査システム パッケージソフト	➡			
放射線画像・ハード、 パッケージソフト	➡			別調達 または 3月に まとめて 変更を検討
ネットワーク機器	➡			
....				

なってきました。

　例えば、**図表1-3**の例では、保守期限はバラバラですが、どこかでこれらを一括して更新したいと考えていたとします。3月に更新しようと考えていたとすれば、サーバやPCなどの電子カルテシステムの各ハードウェアの保守期限を延長できないか、システム会社にお願いすることになります。より高額な保守料金になるが延長できるという回答があることもあります。

　PCなどは、故障時には予備機で対応できれば、1ヵ月程度であれば、保守なしで対応できるだろうという判断もできるかもしれません。

　逆に放射線画像のシステムは、12月まで保守期限があるので、別調達にして後から個別に調達することもできますし、接続費が二重に発生するのを防ぐため、前倒しして同時に調達する判断もあるでしょう。

　ネットワーク機器は、それ以降も活用できるため、今回の調達からはずすか、それとも、あわせて入れ替えるか、検討する必要があります。

　保守期限以外にも、スケジュールの決定要素はありますので、総合的に考えて更新時期を最終決定することとなります。

■オンプレ型ハード・ソフトアプリケーション利用期限以外のサービス期限

　小規模の医療機関のシステムや一部の部門システムでは、クラウド上で業務アプリケーションを動かしていることがあります。

　クラウド上のサービス期限については、簡単に解説することが難しいのですが、データセンターのサーバにオンプレ[i]型で利用するようなサーバ上のシステムを構築して、単にサーバ設置場所がデータセンターになっているのに近い状態の場合は、サポート期限と同様の考え方が必要です。

　一方、クラウド上のアプリケーションは、そのサービス提供者の対応次第で、ハードウェアなどのサービス期限が決まります。当然、クラウド接続のための

オンプレ[i]：オンプレミス。医療機関内にサーバを設置して、運用するしくみをクラウドとの対比として本書では「オンプレ」と表現しています。

PCや周辺デバイス、ゲートウェイサーバなど、医療機関側に設置する機器もゼロではありませんので、それらのハードウェア保守期限は留意する必要があります。ただし、末端の端末だけを取り換えればよいのであれば、システム全体の大がかりな更新につながることは少ないでしょう。クラウド型であれば、業務アプリケーションなどソフトウェア側の期限により使用できなくなることに注意する必要があると考えます。

■ 1-4 更新タイミングの例外

「システム更新のタイミングは、サポート期限が到来し、そのシステムを活用できなくなる時期である」と説明しましたが、いくつか例外はあります。

例えば、建物の改修や移転は、システム入れ替えを検討するタイミングになりえます。

もちろん、そのような場合であっても、情報システムは現状のまま活用しつづけることもあり、医療機関が移転する場合に、情報システムも含めて引っ越しするということは筆者自身も何度か経験があります。

一方で、移転の際にシステムを入れ替える場合もあります。医療情報システムは、運用に即した設定になっているため、改修や移転などで新しい医療機関の動線や職員配置が変更され、その情報システムがそのままでは使いにくくなるため、入れ替えるのです。特に、移転の場合は、既存の医療情報システムであっても、患者動線や新しい医療機器との連携を確認するために、新たに大規模なテストを実施する必要がありますから、医療情報システムの入れ替えは、選択肢として可能性が高くなります。

なお、先に「サポート期限の到来なくして、システム機能を求めて入れ替えることは稀である」と述べましたが、その対象は、医療機関全体の情報システム、つまり電子カルテシステムや医事システムなどの基幹システムとその接続する一連の情報システム群の入れ替えのことであり、部分的な入れ替えが実施されるケースは少なくありません。

例えば、放射線治療を新しく始めるなど、新しい診療機能が追加される場合には、それに対応する部門システム（この場合は治療RISなど）を新たに購入するだけでなく、そのシステムと密な連携をしている部門システム（RISやレポート）などを一部入れ替えることはあるでしょう。業者を部門で統一したいなどの理由により、一部のシステムを入れ替えることもあります。

1-5　プロセスに従わない場合のリスク

もう一度、システム導入プロセス**図表1-1**（右図）を確認しましょう。

繰り返しになりますが、これは公的医療機関に多いプロセスであり、筆者らが民間でも広めた結果として、今ではほとんどの医療機関に受け入れられています。

もちろん、公的医療機関でない場合など、状況によって、簡単に済ませることができるプロセスもありますが、少なくとも、簡易な方法であっても、これらのプロセスを経て、稼働に至ることが必要です。それはプロセスを省略した際に起こりうるリスクがあるからです。

例えばフェーズⅠ、Ⅱを省略して、進めた場合は以下のような懸念があります。

図表1-1　（再掲）

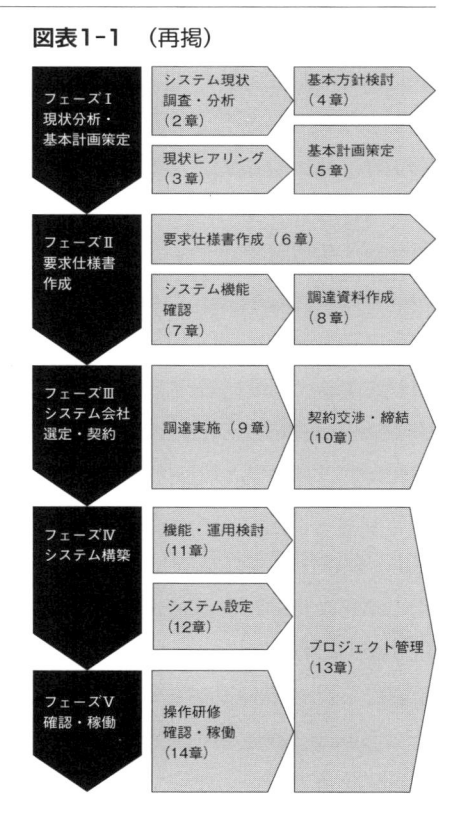

Ⅰ．現状分析・基本計画策定フェーズがない場合

このフェーズは簡易化することができます。後述しますが、「基本計画」という資料は必ずしもボリュームが必要なものではありません。

一方、このフェーズが「まったくない」ということは非常に問題だと思います。

基本計画がないということは、予算が決定されていない（あるいは根拠なく、このくらいの予算でいこうと設定してしまっている）ということです。いつ稼働すればよいかなどのスケジュールも、どの範囲の部門システムを調達するのかもわかりません。システム調達後に医療機関はどのような運用になるのか、構築時に何に気をつけたらよいか、といった基本事項を決めずに進むことになります。

言うまでもなく、お金は重要な経営資源であり、支払いのタイミングや額がわからないということでは、決して安くない情報システムの契約はできないでしょう。また、契約に至るまでにシステム会社にどのようなことに注意して構築してほしいかも伝えにくくなります。

また、組織として、どのような情報システムとするかの意思決定をするための計画策定となりますから、「計画書」という大それたものでなくとも、「〇〇円で〇〇システムを調達する」「〇〇年〇月〜〇月の稼働を目指す」「新しい情報システムでは、〇〇が可能となる（あるいは、ハード更新のみで安価に更新し、機能の追加はなるべくしないなど）」という基本的な方針を経営者と情報システム担当者がにぎっておくことは、このフェーズで必要なことでしょう。

Ⅱ．要求仕様書作成フェーズがない場合

このフェーズは、医療機関によって実施方法がかなり異なりますが、機能のとりまとめや、システム会社に対してPCの台数やデータ移行の内容などをまとめることは必須となります。

システム会社に一定のものを提出してもらい、医療機関のほうでそれをもとに最終化するといった簡易的な方法をとることもできます。しかしこの作業自体がないことは考えられません。このフェーズがないということは、詳細な機能の要求をしないことと同義です。また、必要な機能をとりまとめないことに

もなります。筆者が実施する場合には、ここで作成した要求仕様書やそれに対するシステム会社の回答を契約書に綴じこむこともあります。

　一部、アジャイル型（第13章参照）の部門システム開発や、システム会社で要件定義（システムに求める内容を整理して設計の前段階としてまとめること）するケースでは、フェーズⅢと前後することもありますが、簡単なものはシステム会社選定前に作っていることが多いと思います。

　上記のようなリスクを最小限にし、効率的にシステム構築を進めるためには**図表1-1**の王道プロセスに沿うことが近道でしょう。

　それでは、次章から各プロセスごとに、具体的に見ていきましょう。

FAQ

質問1　ハードウェアのみを更新することにしました。このときの注意点はありますか？　また、この場合、どのように進めたらよいでしょうか？

回答　ハードウェアのみを更新し、中のシステムは変更しないことで、かなり迅速かつ安価に更新できます。

　その場合でも、「業務システムが更新後どのくらいの期間利用できるか」を確認しておく必要があります。数年で利用できなくなるようであれば、ハードウェアを買い替えるだけといっても、コストが割に合わないかもしれません。200床以上の医療機関であれば、ハードウェア更新後も部門システムすべてが本当に利用できることは少ないため、すべての部門システムを確認する必要があるでしょう。

　いくつかの部門システムでは、パッケージを更新する必要もあるかもしれません。部門システムのパッケージを更新するのであれば、電子カルテシステム側とのオーダ連携などの連携テストをシステム会社と協力して確認することになります。

　更新部分がハードウェアと部門システムの一部であったとしても、調達のための要件を定義することは必要です。随意契約が可能であれば、システム

会社の選定はそれほど手間がかからなくなります。その場合は、確保できた時間を使って、丁寧に内容の確認をするとよいでしょう。

切り替えのタイミングでは、システムが停止する時間や停止時の立ち会いなども発生するかもしれません。その対応も考える必要があります。

以上のように、いろいろとやることはあると思いますが、ハードウェアのみの更新であれば、運用の検討をしないので、検討時間が圧倒的に短縮できるでしょう。手間がかかる運用検討やシステム設定に関する部分をカットした上で、本書のプロセスに沿って、必要な作業を進めるとよいと思います。

質問2 部門システムを一つだけ導入する場合は、どのようなプロセスになりますか？

回答 プロセスの流れ自体は、本書を参考にできると考えます。現行システムの調査をして、その課題を解決するために、新しい機能を確認し、要求仕様書をとりまとめて、システム会社と契約して、導入作業をします。導入作業では、システム設定やその部門システムに関わる運用検討もしますし、システムテストも行います。つまり、プロセスの流れは同じです。部門システムだからといって、機能もわからず導入することはありえませんし、システムテストをしないということもあまり考えられないでしょう。

一方、プロセスの流れは同じでも、作業内容は、ある程度、省略できますので、作業期間は圧倒的に短くなります。契約後数ヵ月で稼働することができる場合もあります。部門システムによりますので、期間は、システム会社と相談しましょう。

運用方法を打ち合わせする際に、その部門のメンバーのみで検討するだけであれば、大げさに医療機関内に運用検討する組織も作らなくてよいですし、ややこしくないと思います。一方、オーダリングシステム側にも変更点があるなど、他部門にも影響がある場合は、一般的には、現行システムの運用を担う会議体などに報告しながら進めていきます。

現状分析・基本計画策定

必要な作業

▶ システム現状調査・分析
▶ 現状ヒアリング
▶ 基本方針検討
▶ 基本計画策定

第2章

システム現状調査・分析

　現状分析は、医療情報システムの導入・更新プロセスにおいて、最も重要なポイントです。

　医療機関で活用されている情報システムをとりまとめて把握することを情報システム資産管理と表現することがあります。

2-1　現状分析で把握すべきこと

現状分析の重要性

　医療情報システムは、医療機関にとってなくてはならない「資産」です。その重要な資産に対して、「どのくらい投資しているのか」「いつまで使えるのか」「どのような分類で管理できているのか」「どのようなシステム会社が構築し、どのような契約になっているのか」を管理することは、医療機関の情報システム部門と経営者の使命と言っても過言ではないでしょう。

　しかし、**多くの医療機関では、自施設にどのような情報システムが導入されていて、それがいつまで利用でき、どのくらいの資産が投入されているのか、わかっていないことのほうが多い**のです。

　限られた時間、限られた人数でとりまとめる必要がありますから、このプロセスは、効率的に情報収集することを目指さなければなりません。できるなら、システム導入時に整理するのではなく、日頃から、医療情報システムの資産管理をしておくことが肝要です。

　とはいえ、先述のとおり、残念ながら多くの医療機関ではこのような整理をしていないことが多いため、医療情報システム導入・更新の最初のプロセスと

図表2-1　情報システム資産の整理（例）

①現行システムの導入時契約資料、検討資料をすべて確認し、前回の導入時計画を把握する。 ▶調査項目対象の例 　・契約書 　・契約金額、内容の確認、整理表の作成 　・（前担当者など）院内関係者ヒアリング 　・システム会社へのヒアリング	②保守状況・保守期限を確認し、稼働後の契約状況を把握する。 ▶各システムの保守契約の内容・価格・サポート期限について　システム会社の資料に基づき、確認。入れ替えタイミングの検討につながる、システムが利用できる期限を整理。

見える化

して、情報システム資産の整理（**図表2-1**）から始めることになります。

　各システムの契約書を読み、情報システムを整理した表（本書では、後述の「現行システム一覧」のこと）に記載していきます。現行システム一覧については、ダウンロードコンテンツをご覧ください。

　契約書を見れば、ライセンス台数、費用、保守契約内容、契約先・システム名やシステム会社名がわかることが多いです。

「わかることが多い」。そう記載したのは、わからないこともあるからです。医療機関に40種類のシステムが導入されていたとして（一つの医療機関にこれほど多数の医療情報システムが導入されていることも、通常は知られていないことも多く、初めて整理する人には驚きでしょう）、そのうち10種類のシステムについては、当時の契約書や見積書を見るだけではわからない、ということはよくあることです。一方、半分以上のケースでは契約書や見積を見れば、わかる場合が多いため、これまでの契約書などを確認することは、手始めとして良い方法です。

　医療機器と一緒に導入されている場合は、医療機器の契約に「○○機器　一式」として記載されていることがあります。そうなると、ライセンス数もわからず、そのアプリケーションの存在自体が契約書に載っていないこともあります。

ライセンス数については、無制限アクセスが可能であれば、記載されていないでしょう。「無制限ライセンス」や「ライセンスフリー」と書いてあることもあります。

　契約書や見積書に加えて、納品書やその他の提案資料などがあれば、より必要な情報を集めることができるでしょう。医療機関によっては、各部門で独自に購入し、集中管理できていないこともあるため、各部門の担当者を加えての確認も必要になります。

　このように様々な理由から、契約書だけでは十分な情報が得られないのが、情報システム管理の難しいところです。購入時に台帳などに記載することを徹底しておけば、システム会社への確認もしやすいでしょうし、時間をかけずに管理できます。そういった意味でも、繰り返しになりますが、**現状把握は、常日頃からの管理徹底が、最も正しく把握できる近道と言えます。**

　では、今の情報システムのコストや台数がわからない場合は、どうすればよいでしょうか？

　例えば、栄養部門の給食システムで現在のコストや台数を把握したい場合、当然、現行の給食システムを導入したシステム会社に依頼すれば、担当者が現状の台数やコストを教えてくれることもあるでしょう。

　しかし、実際には、昔の記録が残っていないことやシステム会社自体がなくなってしまっていることさえあります。「当時の担当者がおらず、現行システムがわからない」「現場まで確認に来てもらったら、実は栄養部門だけでなく病棟にもシステムが導入されていた」などもよくあります。

　加えて、台数カウントの注意点として、ライセンスフリーへの対応があります。ライセンスフリーの契約とは、ライセンスを購入すれば、その医療機関内であれば、何台でも利用できるような契約です。ライセンスフリー契約のシステムであれば、ライセンス数をカウントすること自体が不要かというと、そうではありません。

　現状把握の段階では、既存のシステム会社と引き続き契約するかどうかが決まっていません。別のシステム会社に見積をとるためには、当然、必要な台数

などの諸条件を渡さないと、見積することもできません。

　以上のように、現行システムを把握していないと、新しいシステムの見積を
とることすら難しいのです。

　それではどうしたらよいのでしょう？

　その答えは、結局、地道に資料や現場に確認することにつきます。契約書な
どの資料を確認し、その上でわからないものについては、現行システム会社か
運用している現場に確認すること。それでもわからなければ、実際に現場に出
向き、ハードウェア（プリンタやPCなど）の台数など、わかる部分は実際に数え
ること。

　この作業にかなりの時間がかかるようであれば、現状把握をあきらめ、新し
い運用をイメージして、その運用に必要なライセンス台数・プリンタなどハー
ドウェアの種類や台数を決めることも、一つの手です。新しいシステムの見積
をとる場合には、新しい運用をイメージした台数や機能を示すことができれば
よいのですから。

　もちろん、保守費用や保守期限については、現時点の情報として非常に重要
ですから、手元の資料でわからなかった場合は、システム会社にどのような契
約になっているのか、現状を確認しておく必要があります。

システム範囲決定を意識した現行システムの把握

　前述のとおり、「現行システムがどのくらい使えるか」を整理することは非常
に重要です。なぜなら、いつまで利用できるかわかれば、いつまで現行システ
ムを使うかを判断でき、この判断が投資の範囲やスケジュールに大きく影響す
るからです。

　医療機関が活用している情報システムのアプリケーションは、数十にのぼり
ます。すべてを一括で購入しているケースもありますが、後から追加したもの
もあるでしょう。

　まだ利用できるシステムともう利用できなくなるシステムがあり、今回の更
新では、どのシステムを入れ替えるのか。それを考えるために、システムの保

守期限などを一つ一つ確認する必要があります。

　保守期限の整理については、前述しているため、ここでは割愛します。

2-2　現行システム一覧の作り方

情報システム資産の管理に必要な項目

　情報システム資産管理に必要な事項を簡単に**図表2-2**にまとめました。以下、本書において自施設で現時点で利用している情報システムを一覧にまとめたものを「現行システム一覧」と呼びます。

　筆者はコンサルティングするにあたって、本表をクライアントと共有しながら進めています。やる気のある方やすでにある程度整理できている方には、自身で埋めてきていただき、それらを見ながら議論することで、現行のシステム

図表2-2　現行システム一覧（例）

項	例	1	2	3	4	5	6
システム	XXシステム						
パッケージ名	XX						
導入主体（現行）	システム会社名						
導入費用（一括）	12億円						
保守費用（年額）	XXXXX						
導入時期	2025年1月						
導入形態（一括、リース）	一括						
リース期限	買いとり						
保守期限（ハード）	2030年1月						
保守期限（ソフト）	不明						
ライセンス数／設置台数（予備機を除く）	1,000						
病院側窓口	××科						
備考							

構成を再認識するとともに、課題や次にすべきことが理解しやすくなります。

　では、**図表2-2**を具体的に見ていきましょう。

「システム」欄には、電子カルテシステムや検査システム、および医事システムなどの各部門システムが並びます。ここには、システムごとに分けて記載することをイメージしています。

　各部門システムに入らないカテゴリであっても、記載します。ネットワークは、正確にはシステムというカテゴリではありませんが、それも部門システムに並べて記載して、システム費用が発生するものすべてが入るようにします。

　次に各システムについて、以下の項目を埋めていきます。

- ・パッケージ名
- ・導入主体
- ・導入費用
- ・保守費用
- ・導入時期
- ・導入形態（一括、リース）
- ・リース期限
- ・保守期限（ハード、ソフトそれぞれ）
- ・ライセンス数/設置台数（予備機を除く）
- ・病院側窓口
- ・備考

　現行システム一覧を埋められないこともあると思います。前述のとおり、**契約書だけを見て、これらすべてを把握できることは稀です。埋められない部分があったとしても、「どこがわからないか」を認識でき、一歩前進したと捉えてください。**

　この表をベースに、さらに必要な情報があれば、追記していきましょう。ある医療機関では、各システムの窓口担当者連絡先を加えるなどして、日々の運

用でも活用しているようです。

■ 現行システム一覧は、自身で作り上げる必要あり

　さて、現行システム一覧を一通り埋める作業は、皆さんのこれまでの管理がしっかりできているかどうか、管理のクオリティにより、手間が変わってきます。これまで丁寧に管理されていた場合は、あまり手間がかからないと思います。この現行システム一覧をお渡しして、「次の打ち合わせまでにある程度埋めてきてほしい」と依頼した際に、やってきてくれる医療機関は、日頃から、管理が行き届いていることが多いです。しかし、実際にはこうした医療機関は少ないのが現状です。

　情報システム担当者にとって、この現行システム一覧を埋める作業は、管理する対象システムの理解につながることでしょう。この表を作成すると、自身の医療機関で、どの程度の費用が情報システムにかけられているのかがわかります。これまで認識していない部門に埋もれていたシステムを初めて確認するということもあるかもしれません。

　その意味でもこの表の完成は手間をかける価値があるものと確信しています。

　自施設にどのような情報システム資産があるかということを一覧で管理できていることは重要であり、今後の医療情報システム導入・更新のプロセスに必要になってきます。

■ 様々な場面で使える、現行システム一覧

　院内の監査や確認において、導入されている情報システムについて説明する機会もあるでしょう。また、セキュリティ上、情報システムのすべてを確認する必要に迫られた際にも、情報システム資産が網羅された本表は役に立つはずです。

　あって当然の表であるにもかかわらず、多くの医療機関では情報システム資産を一覧にしておらず、また、一覧になっていたとしても、医療機器とともに

購入したものが抜けていたり、電子カルテなどの基幹システム業者がまとめて調達したものだけが掲載されていたりすることがよくあります。

　情報システム資産台帳としての本表は、医療機関が責任をもって作るべきものと言えます。

　前述のとおり、医療機関の部門システムは数十を超え、さらに、システム会社ごとにそれぞれ得意な部門を提供していることが多いのが現状です。特定のシステム会社に依存して、情報システム管理をしているのなら、部門システムの管理が行き届かず、システムの全体的な管理が徹底できていない可能性が高いと筆者は考えます。

　したがって、「自分のことは自分で管理する」という心構えで、現行システム一覧を医療機関が自ら作成することは、重要かつ不可欠なのです。

2-3　現行システム一覧を埋められない時の対処法

▎確認事項一覧

　現行システム一覧は、前述のとおり、完全に埋めることが困難です。だとしても、埋めるためにできることは多くあります。以下の資料を確認していきましょう。

●契約書、見積書、資産台帳などの資料

　基本的にはこれらの資料で多くの部分、特に金額を埋めていくことができるでしょう。

●システム会社の提案資料

　システム会社が見積とは別に、システム導入時に提案資料を作成していることがあります。システム操作研修時、システム検収時に資料をまとめていることもあります。それらの資料は、提案時から納品・検収時の期間で変わっていることもありますが、参考になります。

● システム会社への確認

システム会社の担当者に直接確認することで、当時の資料が見つかることもあれば、ユーザー管理データでわかることも多くあります。担当者から口頭での補足説明をもらえる場合もあるでしょう。資料上の内容と実際が異なっている場合、担当者に直接やりとりしなければ、わからないこともあります。

保守期限については、「もともと資料をもらっていなかった」ということも考えられます。これを機会に、すべてのシステムの保守期限を確認してまわることは有効です。

● 部門職員への確認

システム導入当時に働いていた部門職員や担当者に確認することで、資料にない当時の状況について、記憶していることや独自にやりとりした資料が見つかる可能性があります。

● 現場確認

例えば、ハードウェアの台数がわからない場合や保守期限がわからない場合には、直接現場に足を運び、確認してみることで、情報が得られます。

● ネットワーク事業者への確認

デバイスのネットワーク機器の稼働確認を、ネットワーク機器に装備されているシステムで把握できることもあります。「資産管理システム」などの名称がついているものです。そのようなしくみがある場合は、ネットワーク事業者に確認すれば、どのような端末が接続されているかを把握するヒントになるでしょう。部門システムを一つ一つ確認するよりも効率的に確認できる可能性があります。

以上は、より多くの情報が得られ、かつ簡単に把握しやすいものの順に記載しているので、上から順に確認していくとよいでしょう。

　筆者のチームが相談を受けた場合でも基本的な確認作業は同じで、契約書をすべてめくって確認したり、システム会社に一つ一つ現状を確認しています。それは、慣れさえすれば、専門性がなくてもできることかもしれません。つまり、**皆さんの手でも、しっかりできること**なのです。

　情報システムの管理や情報セキュリティの管理は、もはや運用上の課題でなく、経営アジェンダです。ここに手間をかけることは、医療機関運営上、避けて通れないことと筆者は考えています。

リースの場合

　現行システムをリース契約で調達している場合、契約内容を確認しましょう。
　様々なリース契約の方法がありますので、その詳細な内容についてリース会社に確認するとよいでしょう。特に留意すべき点をいくつか示します。

●リース完了時のハードウェアの廃棄が引き取りになっているかどうか

　これは、廃棄費用や廃棄の手配に影響します。更新するシステムが同じシステム会社であれば、導入とともに廃棄時のことも合わせて見積ってくれることが多いと思いますが、別のシステム会社に入れ替える場合は、前のシステム会社に廃棄部分のみを依頼するか、専門の事業者を手配するかなどを検討することも必要となります。

●リース切れのタイミング

　リース切れのタイミングの確認も必要です。契約を継続する場合に、リース費用が著しく少なくなる場合もあるため、そういった内容も確認すると、システム更新のタイミングの検討に役立ちます。
　この他、リース会社経由で保守契約を締結しているかどうかも確認が必要です。

抜け漏れを確認する

　部門システムはかなりの数になることが想定されます。手間がかかりますが、

I 現状分析・基本計画策定

II 要求仕様書作成

III システム会社選定・契約

IV システム構築

V 確認・稼働

抜け漏れなく整理することが重要です。

　部門システムを整理するにあたっての注意点を２点挙げます。

　１点目として、部門システムの名前や区分が、ユーザー側に十分に伝わっていない可能性が挙げられます。

　例えば、電子カルテシステムなどから円滑に他のシステムに画面遷移するようなUI[i]になっていれば、他のシステムを立ち上げたり、ログインした感覚がなく、気づかずに別の部門システムを利用している可能性があります。

　そういったことは操作性としては評価できることですが、一般ユーザーの報告だけでは部門システムの利用台数が正確に確認できないことにつながるため、注意が必要です。

　２点目は、部門独自で作り上げている簡易なシステムも確認しておくことです。

　独自に部門担当者の方が作ったシステムであれば、たいていの場合、情報システム資産としてコストがあまり発生するものではないため、医療機関全体の情報システム資産にかかる費用には影響が少ないかもしれません。しかし、そのシステムを今後事業者が提案するパッケージに入れ替えるなどの判断に発展することも考えられるため、できれば記載しておくとよいでしょう。

　当然、RPA（RPAについては、p.56コラムを参照）で帳票出力するだけのしくみや、表計算ソフトベースでの整理表など、あまり細かいものが多くても混乱しますので、部門システムとして設定すべきものかどうかを考えながら整理する必要があります。

2-4　現行システム一覧作成のメリット

システム活用状況の理解と課題の把握

　これまで、現行システム一覧を作成する上での手順や注意点について、解説

UI[i]：ユーザー・インターフェース。ユーザーと情報システムをつなぐ接点のことです。ここでは、操作する画面のことを指しています。

しました。

　現行システム一覧を作成すること自体が、情報システムの全体像や課題を理解する近道であることが、よくわかると思います。「これまでこんな部門システムがあるとは知らなかった」「この部門システムの担当者が決まっていなかった」など、いろいろな気づきがあることでしょう。

　このプロセスでは、あまり時間をかけずに効率的に済ませることができる部分もありますが、ある程度時間がかかっても丁寧に確認していくことで、状況理解や課題の特定につながると考えます。

　あえて、ベテランの職員ではなく、新しい情報システム担当者に現行システム一覧の作成をお願いするなど、情報システム担当者の指導・教育の場として活用するのもよいかもしれません。

現状把握から気づくこと

　現状把握において、確認できた内容からは、相当の気づきがあるはずです。**図表2-3**には、事例として、いくつかの気づきの例を記載しています。以下、主な気づきを見ていきましょう。

図表2-3　現状把握における気づきから派生する課題

現状把握した内容	気づき（例）	影響する基本方針の内容
コスト	・思った以上に保守費用がかかっている。 ・部門システムごとにコストが大きく異なり、その妥当性が不明である。	・予算
保守期限	・ハードウェアの保守期限がばらついている。 ・保守期限が不明なものがある。 ・すでに保守期限が切れているシステムがある。	・スケジュール ・調達範囲
担当者	・担当者が複数いる。	・体制
把握できなかった項目	・いくつかの部門システムにおいて、コストやライセンス数が把握できなかった。	・調達プロセス ・体制

●コスト

　例えばコストは現行システム一覧のコスト欄を合計すると、医療機関全体で負担している情報システムのコストが把握できます。**図表2-2**は部門システムのリストのようになっているので、オペレータなどのコストは把握できませんが、医療機関によっては、オペレータのコストを記載する項目を追加して管理しているところもあります。

　ここでいう「オペレータ」とは、「ヘルプデスク」などとも呼ばれるもので、細かい操作の問い合わせや不明点・エラー時にサポートする人員のことです。

　さて、情報システム投資については、どのくらいの金額が適切であるとは言えませんし、規模によりかなり変わってくるものです。

　参考として、電子カルテシステムのコストが1床100万円以上かかるということや、医業収益の2～4％以内とすることなどをよく聞くことがあります。

　それらは、正確にそうするべきだとは言えませんし、システムの範囲は医療機関ごとに著しく異なりますので、同じ病床数でも、医療サービスによって費用は変わります。多くのシステムコストに触れて初めて、この部門システムの費用は高い／安いという判断ができるようになります。

　情報システムのコストについては、絶対的に適正なコストを定めることは難しいですが、経営層とよく協議しておくこと自体が重要であり、現状のコストがどうなっているのかを経営層に説明する場を設けることを強く推奨します。

　医療情報システムの管理においては、医療機関自身の経営方針を抜きに考えることは難しいものです。「透析に力を入れよう」「リハビリに力を入れよう」「健診に力を入れよう」といった経営方針に基づいて、部門システムも相応のものを用意することになります。透析システムやリハビリシステムの購入や、健診の項目追加を多く盛り込む自由度の高いシステムや健診のWeb予約機能の追加など、自施設が注力する医療サービスであれば、要求のレベルも高くなります。結果、その部分のコストは高くなりがちです。

　経営戦略上、上記のような部門に対しては、現行の部門システム以上に情報システム投資を手厚くすることも考えられます。

　このように、現行システムの構築時に、それぞれの部門システムがどの程度投資されているのかを確認し、それが、それらの部門の役割の重要性と合っているのかを検討することは、今後の計画をたてる上でよい機会になると思います。

　一方、部門システムコストを比較すると、高額な部門と安価な部門があることがわかります。画像システムは機器連携やサーバ容量も大きく、高額なコストがかかることが多いものです。逆に、シンプルで安価な部門システムもあります。それらは、部門自体の重要性とは別に、部門システム自体の市場価格や情報システム技術上のしくみによりコスト差が出ることになります。

　したがって、**部門システムを横並びで確認しても、コストの適正化のヒントにはなりにくい**こともあります。他の医療機関と比較できればよいのでしょうが、それは公開されていないため、情報が入手しにくいのが現状です。筆者は他の医療機関のコスト情報を多く持っていますので（それをそのまま他施設に情報提供するわけにはいきませんが）、これが高いか安いかということは部門システムを見ると、ある程度判断できますが、それができない場合は、過去の自施設のシステムと比較するか、今後さらに投資してもよいかどうか、という観点から検討をすることが重要と考えます。

● 保守期限

　序章で述べたように現行の部門システムの保守期限は、たいていの場合、電子カルテシステムや医事システムなどの基幹となるシステムと同じタイミングで期限が到来する場合が多く、その場合、保守期限が到来する前に余裕をもって新しいシステムを稼働させる必要があります。

　そのため、他のシステムより早く期限が到来するものがないかを確認する必要があります。その対応として、システム会社との交渉が必要になるかもしれません。

　部門システムを購入したばかりで、保守期限がまだまだ先だというケースも

よくあります。なぜ基幹システムの期限と部門システムの期限がずれているのか、確認してみましょう。手間や連携のことを考えると、すべてのシステムを一括同時調達することが多いのですから、何か理由があるはずです。前回更新時に一括調達の予算がつかなかったのか、追加で要件がでてきたのか、医療機関が提供する医療サービス自体に変化があったのかなど、いろいろな理由があると思います。

●担当者

担当者がいない場合もありえます。導入当初は、事務に詳しい担当者がいたため、その方が管理していたが、今は誰も管理していないといった具合に、担当者不在のケースは、よくあることです。

現行システム一覧を作りながら、担当者を決めていくのも一案でしょう。経営層への報告には、このシステムの担当者が必要であるという情報も盛り込んでもよいかもしれません。

図表2-3では、「担当者が複数いる」ということを気づきの例として記載しました。複数の担当者がいる場合も、役割が分かれているのか、複数の担当者が連携できているかということは留意すべきポイントです。

現行システムの管理については、本書の目的とは逸れるため詳細は割愛しますが、現行システムの管理体制についても、よい気づきになるはずです。

担当者がいないことでのデメリットは多く、次期システムの構築時には、担当者を確定して進めることが重要です。

●把握できなかった項目

現行システムを詳しく確認する上で、把握できなかった項目も少なからずあったと思います。

それらの項目は、おそらく必要なものであり、これまで把握できていないということ自体が認識されていませんでした。

こうした「把握できなかった項目」を確認していくことで次期システムの導

入・更新において、どの項目が抜け落ちやすいのかわかってきたわけですから、例えば担当者が誰であるとか、ライセンス数がどのくらい利用されているかなど、その点に注意して最終的に整理できている状況にする必要があります。

FAQ

質問　現行のシステム会社担当者の対応に不満があります。また、現行システムの修正の要望はどのようにまとめるべきでしょうか?

回答　本書でまとめている手法は、次期システムに向けたものであり、一定の時間をかけて、システム導入・更新のタイミングで解決していくことを前提としています。質問の内容は、現行システムの修正となり、次期システムの導入・更新を待たずに解決が急がれるものと考えます。

　現行システム会社の担当者とうまくマッチしていない場合は、お互いの体制を協議する必要があると思います。

　特に、今後のシステム導入・更新の際に、よい提案をもらうためには、コミュニケーション上のギャップ解消をしておくことが、医療機関側・システム会社側双方にとって必要です。

　現行システムを具体的に修正したい、という意見は、ヒアリングや調査を通じて、よく出てくる情報です。既存のシステムで少し変えれば解消するものなどについては、既存のシステム運用の会議などで議題としてもらうとよいでしょう。

　システム導入・更新時の解決では間に合わないのであれば、切り分けて、現行システムの課題を検討する必要があります。

　また、現行システムに対する要望であっても、すぐに改修すべきものもあれば、次期システムの導入まで待てるものもあるでしょう。要望の中で、どれが次期システムまで待てるものか確認してもよいかもしれません。

I　現状分析・基本計画策定

II　要求仕様書作成

III　システム会社選定・契約

IV　システム構築

V　確認・稼働

RPAの活用

　RPA（Robotic Process Automation）が話題となってから、かなりの時間が経ち、定着してきたと感じています。

　さて、いまさらRPAについて新しく説明することはないものの、逆に丁寧に解説することもなくなってきたため、補足的にコラムとして説明します。

　RPAは、人がPCを操作する部分を自動化して、システムに処理させるしくみです。入力、範囲指定、貼り付け、メール送付、アプリケーションの実行など、PC上にある複数のアプリケーション間で、コピーして貼り付ける作業を数百回繰り返すなどの単純作業をRPAに登録することが多いです。作業依頼をしたけれど回収できないとき、自動的に催促メールを送ることも可能です。筆者が関わった医療機関では、帳票作成の事務処理などの定例業務をRPAで自動化させることが多いようです。

　RPAは、いわゆるノーコードの設定で動くものが多く、情報システム技術にこれまで触れてこなかった職員でも、そのしくみを学習することで使えるようになります。設定には、それなりのコツが必要となるため、学習は必要ですが、多くの医療機関では、初めてRPAを扱うメンバーが担当していることも多く、現在ではシステム会社のサポートやe-learningなどの教育コンテンツでもRPAの操作について学べたり、問い合わせできたりという環境が整ってきています。RPAの導入によって、数百時間の時間が削減できたということなどの報告も多く聞かれるようになりました。医療機関の内部処理において、たくさんの部門システムからそれぞれ数値をとってきて、一つの表を作るということは珍しくありません。そのような環境にマッチしているしくみだと思います。

　帳票設計が十分にできていれば、RPAの活用なしでも、欲しい帳票は作成できるのでしょうが、医療情報システム稼働後に必要になるものもあるため、そのような追加的な対応においては効果的です。

　当然、すべてのソリューションにはメリットと同様にデメリットもあり、RPAにもデメリットがあります。

　RPAのしくみは、専ら1人の担当者に依存するため、その担当者がいなくなるとわからなくなることもあります。出力のしくみをどのように設計していたかは時間をかければ確認することもできますが、手間がかかります。RPA自体のしくみもバージョンアップしますが、それ以上に、自動操作するアプリケーションもバージョンアップするため、その際に、予期せぬエラーが起こることもあります。例えば、プリンタドライバーを更新したら動かなくなったなど、RPA以外の原因でエラーが起こることがあり、気が抜けません。業務システムのカスタマイズコストと比較すると安価であることも多いのですが、無料ではないため、コストはかかります。また、前述のとおり、プログラムにあまり詳しくない担当者が運用することがあるため、エラー時の原因追求などの際に、必要な知識が足らずに困ることもあります。

　RPAは以上のようなことに注意し、導入を進めることになります。

　最後に、本書のテーマである、医療情報システムの導入・更新において、有効な使い方や留意点について説明します。

　パッケージ導入を前提にして、カスタマイズを避けるという方針を目指した場合、その足りない部分をRPAで補うという選択肢はあるでしょう。特に、業務アプリケーションにない機能、例えば、メール送付やインターネット上の情報を検索して表を作成することなどの処理であれば、RPA活用も一つの手段だと考えます。ただし、先に説明したデメリットや運用の手間がユーザー側に発生しますので、業務システムを提供するシステム会社にも確認した上で、パッケージ導入するシステムでは機能的に不可能である場合の第2案として検討してもよいでしょう。RPAが流行して久しいため、すでにRPAで処理をしている読者もおられるかもしれません。その場合は、従来のRPAの処理を逆に業務システムに置き換えることで適正に処理できないか、システムの導入・更新の際に検討の余地があると思います。

第3章

現状ヒアリング

現行システムを整理するにあたっての定量的な把握は、前章に紹介したとおりに進めていけばまとめることができます。

続いて本章では、単なる資料上・数値上の事実確認ではなく、定性的な現状把握について解説していきます。

現状ヒアリングは、まさに、単なる資料上の整理や定量的な確認ではわからないことをまとめる材料となります。

前章の現状分析の手法は、表を埋めるように確認していくものでしたが、これに加えて本章で説明する、資料では見えてこない課題やその解釈について、ヒアリングして確認する必要があります。

ライセンス数がかなり多い部門システムがあったとして、その多さの理由の有無、理由があるならなぜかなどを確認することは重要です。分析者が勝手な解釈をしないよう、ヒアリングで実際に現場や管理者に聴くことで、正確に把握する手助けになります。加えて、今困っていることなどもあわせてヒアリングしていきましょう。

3-1　現状ヒアリングの確認内容

現状ヒアリングで確認するべき内容をあらかじめ決めておきましょう。

単に、「どのようなシステムを使っているか」と聴くことは、あまりに無策です。可能であれば、こういったことを聞きたいということを事前に連絡できればよいでしょう。ヒアリングを受けるメンバーも準備しやすくなります。

また、今まで整理した内容（現行システム一覧など）を見せて、間違っていな

いか確認することも有効です。

　資料上ではこうなっていると示されているものであっても、現物の台数など
が資料上の数字と異なっていることがあります。

ヒアリング事例

　それでは、眼科部門のヒアリングを例に、準備からヒアリングの実施方法を
具体的に見ていきましょう。

　筆者はヒアリングの実施にあたって、ヒアリングされる方への事前案内とし
て、以下のようなメモを作成することを推奨しています。

眼科部門に対するヒアリング実施概要メモ

1．ヒアリングにあたってのお願い

➤　医師、看護師1名ずつを含めた2名以上で多すぎない人数で参加して
　　ください。

➤　ヒアリングするのは、情報システム係長と担当1名の合計2名です。

➤　1時間の時間枠をとりますが、早く終わることがあります。

➤　時間内で確認するために、事前に資料に目を通しておいてください。

➤　事前資料「現行システム一覧」は、眼科に関係するシステムです。内
　　容を確認しておいてください。

➤　質問内容も記載していますので、もし回答できるようであれば、事前
　　にメモで送付してください。

➤　事前送付が難しければ（ニュアンスが伝わりにくいなどにより難しい場合）、
　　当日、回答してもらってもかまいません。

➤　今回の**ヒアリングは要望を確認する場ではありません**。要望の確認に
　　ついては追って確認のタイミングをお知らせしますが、重要な課題や、
　　病院全体のシステム入れ替えを待たずにシステムを更新する必要があ
　　るなどの場合は、事前の質問の回答になくても、おっしゃってくださ

右側の縦書きタブ：

I　現状分析・基本計画策定

II　要求仕様書作成

III　システム会社選定・契約

IV　システム構築

V　確認・稼働

い。

2．事前資料

　事前に①～③の資料を共有します。ヒアリングに参加されるメンバーは事前に読んでおいてください。必要に応じて、準備をお願いいたします。

資料①　現行システム一覧（抜粋）：記載内容が正しいかをご確認ください

項	システム大分類	システム中分類	システム名	パッケージ名	導入主体	調達	更新区分（本調達での更新予定）			ライセンス数	設置台数（予備機を除く）		仮想化状況	病院側主管部門
							新規	更新	継続		専用	カルテ相乗り		
1	カルテ	電子カルテ	オーダ共通	電子カルテNN	NNシステム	NNシステム		○		400	400	－	×	情報システム課
2			看護支援システム	電子カルテNN	NNシステム	NNシステム		○		400		400	×	眼科
3	部門システム等	看護	看護勤務管理システム	勤務かんりAB	ABシステム	NNシステム		○		無制限	1	20	○	眼科
20		診療科別カルテ	眼科システム	A社眼科診療録システム	A社	NNシステム		○		20	20		×	眼科
22	インフラ	ネットワーク		なし	NN電気	NN電気			○				対象外	情報システム課

資料②　今回のシステム導入について：このヒアリングは、現状把握のためのものですが、参考までに今回のシステム導入の基本的な情報を予定として共有します。

➢　今回のシステム導入について

　　20XX年5月にシステムを更新します。更新範囲はこれから検討します。

　　更新の1年前の5月末までにシステム会社を選定します。その基本計画をこれから数ヵ月で作ります。そのために、ご協力をお願いいたします。

　　ただし、これらのスケジュールや内容は、これから変更になることがあります。

➢　ヒアリングの内容は、現状分析結果とともに、基本計画作成の材料と

なります。

資料③　確認事項（事前の質問）：

➤ 現行システム一覧では、眼科エリア内に電子カルテが使えるPCの台数が把握できませんでした。現状の台数、利用する人数と職種・職位を教えてください。

➤ 眼科システムの担当者（システム会社とのやりとりや、システムの内容について担当している方）を教えてください。また正式に決まっていない場合やいらっしゃらない場合は、その旨をお伝えください。

➤ 眼科システムと接続されている医療機器はすべてリスト化されています。眼科システム導入当初（4年前）のものであるため、現時点で変更されている場合は、追加・削除をお願いします。接続医療機器のリストは別途送付します。

➤ 前回の導入では、電子カルテなど一連の医療情報システムと同時に調達しています。今回も同様に、電子カルテなどと一緒に調達する場合、懸念点などはありますか。

➤ 眼科の部門システムでは、現行システムであるA社のほか、B社のシェアも高いようです。この数年で、B社システムのデモや説明を受けたことや提案を受けたことがありますか。提案されたことがあれば、システム会社の営業担当者と提供された資料を共有できますか。他にも、他システムの所感や内容について、共有することがあれば、教えてください。

➤ 20XX年以前に追加・更新するような、予算申請済みの医療機器や情報システムはありますか。

➤ ネットワークの敷設は、眼科部門のみ、共通のネットワーク事業者ではなく、部門システム事業者が敷設しているという情報がありました。その理由がわかれば教えてください。コスト削減とセキュリティ強化のため、病院全体のネットワーク事業者に依頼する可能性があります。

現状分析結果の解釈——端末台数やライセンスの数

　繰り返しになりますが、現状分析した結果があれば、より詳しい内容をヒアリングすることが可能です。

　現状分析では、端末台数などがわかりますが、それが正しいかの確認はもちろん、なぜそんなに多い（あるいは少ない）端末台数になっているのかということなどを聞き出せるよいタイミングです。

　眼科では、機器接続のためだけにPCを設置していることもありますし、電子カルテシステムと相乗り（つまり、電子カルテシステムと眼科システムを一つのPCで活用している状態）になっておらず、至るところにPCが設置されていることもあります。逆にPC台数が少なく運用が効率的でないという課題があるかもしれません。

　現状分析結果は数字でしかありませんが、そのライセンス数が多いか少ないかという解釈は、現場に聞いて初めてわかることもあります。

　このように、現状分析結果の数値を見ながら意見交換することは、今後の計画策定のヒントになります。

その他、ヒアリングによって確認できること

　当然、現状分析結果を見て議論することは、PC台数の話だけにとどまりません。現行システム一覧で気になる項目は議論しておくとよいでしょう。よく議論になる内容について、いくつか説明します。

●体制、関係性

　現状ヒアリングのタイミングで、それぞれの部門の体制について聞いてみると、曖昧になっていることが判明することもあります。

　部門の体制については、他の部門は介入することが少ないため、情報部門や経営者が詳細を把握していないこともあるでしょう。

　以前は、情報システムに詳しい人がいたので、その方が担当していたが、退職・異動した場合など、このヒアリングを通じて判明することがあります。直

近の情報や部門の中で管理上問題になっていることなどを聞き出すことができるでしょう。

　体制と言えば、システム会社側の体制についても、聞いてみてもよいでしょう。実は、「メンテナンスがひどい状況になっている」「保守が継続契約できていない」などの思いもよらない事実が発覚することもあります。

　逆に、システム稼働自体は円滑に安定稼働していても、部門担当者と部門システム会社の接点がほとんどなくなっていることもあるでしょう。そういった状況も、この段階で収集するべき情報の一つです。

　部門システム会社との関係性の良し悪し部分も、多くの場合、この現状ヒアリングのタイミングで露見することがあります。その場合、システムを変更したいという強い要求が出てくるなど、今後の対応の様々なことに影響するものです。現行システム会社との関係性をヒアリングで事前に知ることは、後の工程でのトラブルを未然に防ぐことにもつながります。

●独自作成システムや帳票や表計算ソフトなどの発見

　ヒアリングによって、現状分析の資料ではわからない、隠れたしくみ（部門独自に作り上げたシステムなど）や、アナログに管理されている表やローカル保存された独立した資料（紙の表や、表計算ソフトで管理している簡易な表）の存在などがわかる場合があります。

　アナログ管理されているものについては、デジタル化できていない理由があるかもしれません。今回の更新ヒアリングでデジタル化できるところがないか確認してみましょう。

●その他の意見

　その他、何か懸念点などがないかを確認することをお勧めします。想定していない特殊な問題があるかもしれません。画一的にヒアリング項目だけを聴くのではなく、オープンにいろいろな話をすることも有効です。

現状ヒアリングにおける注意点

　部門システムごとにヒアリングすると、限定的な職員にヒアリングすることになります。よって、偏った意見であることもありますし、個人の意見でしかない、ということもあります。

　ヒアリングで得られる情報は、「全体最適になっているか」「偏った意見になっていないか」を踏まえて整理するとよいでしょう。この段階で時間をかけても情報が少なく、有効な意見が出てこないこともあるでしょう。計画の初期段階であることも踏まえ、現状分析の一環として、あまり個別の意見に左右されすぎないよう、数ある意見の一つとしてまとめることも有効です。職員から「〜すべき」という解決方法まで語られることも多いと思います。個人的な意見や偏った意見にならないためには、解決方法は別の場で検討するとして、その問題認識について聴くということでとどめておいてもよいでしょう。

　現状ヒアリングのポイントを**図表3-1**に示します。

図表3-1　現行システムヒアリングのポイント

有意義なヒアリングに変えるポイント

現状や意見を収集するだけのヒアリング

インタビューアー 情報システム部門職員等	インタビュイー 部門の職員等

現状のシステムの
使い勝手、
課題、今後の期待
などを質問

現状のシステムに
ついて、
満足しているところや
不満、要求を発言

＋

インタビューアーとインタビュイーとの対話を重視。
・そもそものこのプロジェクトの全体像や思いを共有
・要求や不満点について、他施設での解決方法を発言
・要求については、今後また要求仕様書作成の段階で協力してほしいことを伝達

対話を重視して、より大きな理解と協力を得る
課題解決・要望実現に向けた協力関係の構築

現状ヒアリングの副次的効果

現状ヒアリングの副次的効果として、プロジェクト推進の周知やプロジェクトの協力者を作る効果があります。

ヒアリングに際して、当然、「なぜこのようなヒアリングをしているか」の趣旨を伝えることになりますので、次期システムを検討していることやその概要を各部門の職員が知ることになります。結果、このプロジェクトの周知につながります。

また、ヒアリングは意見を聴く場でもありますから、意見を言ってくれた人が、その後協力的になってくれることも多いものです。

経営層や部門の長に向けた、情報システム以外の方針・課題の確認

時間があれば、情報システム以外の話を聴くことも有効です。

特に、経営層や部門長へのヒアリングはそのような配慮があるとよいでしょう。残業が多くて困っているという声や、医師の労働時間管理ができていないという課題が見つかることもあります。それらは、医療機関の運営上の課題であり、情報システムをテーマにした話の中では出てきにくいものです。そこをあえて、話を広げることができれば、よりよい計画につながると思います。

非効率な業務や新しい管理指標を設定することは、情報システムが解決できることですので、こういった声を早めに拾うことも有効です。

「情報システムでどんな課題が解決できるか」を考えている人であれば出てくる話も、そうでない人相手では、こちらから尋ねない限り、わざわざ課題を話題にすることもせず終わります。

情報システムですべての経営課題が解決するとは言いませんが、**ほとんどの課題に対して、情報システムでできることが何かある**でしょう。一般的に、課題を解決するためには、より多くの人から提案を得ることが望ましいため、情報システムとは関係がないと思われている経営課題についても、今後システム会社に相談することを検討する可能性も考え、その材料として、意見を拾っておいてもよいのではないかと思います。

方針の決定に向けた事前議論

　現行システムについて意見を集約できたら、第2章の定量的な現状分析とともに整理し、それを院内で検討していくと、「いつ・どのようなことに注意して、どのようなことを期待して進めていくべきか」が自然と見えてきます。

　経営層と情報部門は、一緒に現状把握の結果と課題・方針の確認をすることで、意識合わせができるはずです。また、一定のスケジュール案や方針が自然と決まってくることもあるでしょう。

　現状把握の情報だけではなく、今後、計画を検討していく中で確定していくことも多いと思いますが、特にスケジュールや価格については、現状把握をもとに一定の議論をしておいたほうが、次のプロセスである基本方針検討に円滑に移行できると考えます。

FAQ

質問1　現状ヒアリングにおいて、システム会社は同席してもらうべきでしょうか？

回答　本書では、現状ヒアリングの相手として、医療機関の各職員を想定しています。システム会社へのヒアリングは、第2章で説明します。

　この質問に対する答えは、医療機関のメンバーやシステム会社との関係によると思います。部門の職員とシステム会社を一緒にヒアリングするほうが効率的に状況を確認できる可能性もあります。

　しかし、システム会社や職員のどちらかが、片方に受け答えを任せてしまって、あまり意見しなかったり、片方に対して不満がある場合や関係性がうまくいっていない場合には、お互いが正直に話しにくくなり、情報を十分に引き出せないことも懸念されます。もし時間があるのであれば、別々に話を聴いたほうがよいと思います。システム会社へのヒアリングは、第2章の現状分析の項目の一手段として記載していますので、あわせてご確認ください。

質問2　現状ヒアリングは、すべての部門にヒアリングする必要がありますか？

回答　「すでに詳しく把握しているから、すべての部門にヒアリングしなくてよい」と考えたのであれば、それでもよいかもしれません。

　部門の方々と協議する場は、この先、要求仕様書の作成などで十分にありますので、この段階でのヒアリングの目的が現状把握であるということを考えると、それがすでにわかっているのであれば、必要最小限の部門からヒアリングすることも選択肢でしょう。

　ただし、一般論としては、そうであったとしても、把握できていないことがないかを確認することも必要と考えます。また、その部門だけヒアリングを行わないとなると、不満が出てくることも想定されるため、一律のヒアリングをおすすめします。

　ヒアリングの手間を気にしているのであれば、医療機関の内部組織上の組織単位でヒアリングするのではなく、業務システム単位でヒアリングすると、効率的であると思います。手術の看護部門や医師やその他職員にそれぞれ所属が違うからといって別々に話を聴くのではなく、手術オーダと手術部門システムについてのヒアリングとして、関係者を一度に集めて、ヒアリングをすることもよくあります。

I　現状分析・基本計画策定

II　要求仕様書作成

III　システム会社選定・契約

IV　システム構築

V　確認・稼働

第4章

基本方針検討

　このプロセスでは、基本方針を検討して、新しい医療情報システムをどのようなものにするか、話し合いましょう。

　ここで、基本方針の「策定」とか「決定」と表現せず、「検討」としたのは、ここで確定する前提ではないからです。

　本書のプロセスでは、第5章で説明する、この後のもしくは同時並行で進めるプロセスで、基本計画を策定し、確定することになります。

　なお、基本計画の内容については、同じく第5章で後述しますが、その中身は、さらに様々な情報を元に網羅的に検討した上で、方針を変える必要がでてくることもあります。その場合は、方針を変更することになりますが、現時点でも一度方針を定めておきます。

　本章では、その元となる基本方針の作り方や考え方を解説していきます。

4-1　基本方針の検討とは、「ただ検討する」ために立ち止まるプロセス

　現状分析をしていくと、「新しい情報システムではこうするべき」ということが自ずと見えてくることもあります。

　また、もともと方針のようなものがトップから示されていることもあります。

　基本方針が、すでに考えられている状況であったとしても、一度、立ち止まって考えてみるのがこのプロセスです。

　その方針は複数の視点で考えられているでしょうか？

　予算のことを置き去りにして、現実的ではない医療情報システムの理想形を描いていないでしょうか？

　誰もやったこともなく、実現できそうにない理想形になっていないでしょうか？

　基本計画を最終形に落とし込むときに、ここで一度立ち止まると、まとまりやすくなるものです。打ち出そうとしている方針について、メリットだけでなく、デメリットも考えてみてください。

　考えられた方針が、現実的にできるかどうかは、基本計画を策定する中で、落とし込んでいけばよいと思います。ここでは「結論は先延ばしでもOK」というつもりで、「しかし、こういったリスクが考えられる」ということもきちんと併記してまとめておきましょう。

4-2　基本方針検討の期間

　基本方針検討の期間は、短くてもよいと思います。

　本書では、各プロセスにおいて、短縮・簡易化する方法なども示していますが、基本方針の検討段階は、思い切って会議を開催するだけ、というやり方でもよいと思います。

　情報部門で会議をした上で、経営層で会議すると2回でしょうか。各会議では、議事録を残し、どのような意見が出たのかも記録しておくと、あのときにこのような意見があったから、次の基本計画にはこのように盛り込んだ、ということが根拠をもって言えます。事前に意見を確認したいメンバーとの会議ができれば、それでよいと考えてください。

　そういった意味では、このプロセスにかける期間は、関係者が限定的であれば、数時間で終わりますし、丁寧に議論を重ねたいということであれば、情報部門で議論し、委員会でも議論し、そのとりまとめ内容を経営会議にかけることもあるでしょう。つまり、自施設の意思決定構造次第です。

　会議に準備する資料は、会議に出席するメンバーやこれまでの気づきによるでしょう。時間がない場合は、現状分析の結果のみでも議論できますし、時間がある場合は、いったん本章の解説をお読みいただいた上で、それ以上の議論

も必要かどうかご判断ください。

4-3 基本方針の作り方

　基本方針の内容として、どのようなものを思い浮かべるでしょうか？　「安全重視」であるとか、「患者サポート重視」であるとか、新しい情報システムの方針を記載することがあります。方針がすでにある程度決まっている場合は、この項目は読み飛ばしていただいて問題ありません。

　ここでは、方針を決めることから考える場合のプロセスを説明します。

　医療情報システムは医療機関の運営の中核を担うものですから、医療機関の経営方針や運営方針といった、より上位の方針と通じたものでなければなりません。

　例えば、病院改革プラン[i]や中期経営計画、あるいは事業計画のようなものがすでにあれば、それらを確認して、その実施を助ける医療情報システムを構築する必要があります。

　また、多くの医療機関では、医療機関を運営するにあたっての理念がホームページや病院案内資料に掲載されています。それらも新しい情報システムの方針を決めるヒントになります。医療機関の内部資料として、新人向けの医療機関のモットーなどを書いた冊子などもあるかもしれません。

　そういった資料をかき集め、「そこで書かれているから、このような医療情報

病院改革プラン[i]：ここでは、「新公立病院改革プラン」や、「公的医療機関等2025プラン」を俗称としてまとめて表現しています。都道府県、市町村、地方公共団体の組合、国民健康保険団体連合会および国民健康保険組合、日本赤十字社、社会福祉法人恩賜財団済生会、厚生農業協同組合連合会、社会福祉法人北海道社会事業協会、および、国家公務員共済組合連合会、地方公務員共済組合連合会、公立学校共済組合、日本私立学校振興・共済事業団、健康保険組合および健康保険組合連合会、国民健康保険組合および国民健康保険団体連合会、独立行政法人地域医療機能推進機構が対象とされる、公立病院の役割を精査し、地域医療構想の実現に向けた計画にまとめたものです。

システムが必要となる」といった具合に、すでに決まっているものからその実現のために情報システム技術を活用するという、論理展開をして記載することがよくあります。

　医療政策について、国が掲げる方針からヒントを得ることも可能です。

　厚生労働省「医療DXの更なる推進について」には、マイナ保険証の利用促進・電子処方箋・電子カルテ情報共有サービスの普及・促進が示されています。

　そのためには、「マイナ保険証の利用デバイスの準備・連携、電子処方箋・電子カルテ情報共有サービスとの連携に必要なHL7 FHIRへの対応」などの方針が考えられます。

　また、市立の医療機関など地域連携の中核となる医療機関であれば、県や市の示す計画や市立病院として改革プランなどを示していることが一般的であるため、それらの内容から「必要となる情報システムとは何か？」を参照して、計画に盛り込むことが効果的です。

　例えば、自身の医療機関が立地している二次医療圏の医療計画を確認したところ、地域連携を推進するために協議会を開催していることがわかったとします。協議会の議事を確認し、その中で交わされる議論や示された意見について、医療情報システムとして必要な機能を抜き出します。そこでは、「地域に開かれた地域医療連携システムを構築する」などが話し合われているでしょう。すでに地域医療連携ネットワークがあれば、そのネットワークとの連携を検討するという具合に、方針の一つに盛り込むことができます。

　筆者が依頼を受ける場合には、周辺の計画などをすべて洗い出し、情報システムがサポートできる必要な機能をすべて抜き出し、**図表4-1**のような資料を作成します。

　この資料では、どのような資料があるかを参考資料の列に列挙し、情報システムに関わる内容がある箇所を確認して、それぞれ具体的な内容をまとめていきます。

　多くの医療機関では、医療情報システムの導入決定にあたって、内外に方針を説明する必要があるでしょう。特に、外部説明に際しては、すでに公表され

I 現状分析・基本計画策定　II 要求仕様書作成　III システム会社選定・契約　IV システム構築　V 確認・稼働

図表4-1　基本方針の参考資料のまとめ

参考資料名	該当ページ	記載概要	実現したい内容	ITで求められる機能概要	基本計画に落とし込む判定	備考
○○市医療計画	p.10	地域連携のあり方について記載	円滑な情報連携（病院－診療所間の連携、救急搬送時の連携）	救急搬送時の情報連携、地域連携システムとの接続、そのための患者同意の運用	○	
病院中期事業計画	p.4	医療情報システムの更新予定について記載	事業計画にあるスケジュールに基づく稼働	スケジュールの妥当性と、スケジュール変更のリスク整理	○	
病院ホームページ	－	理念「患者主体医療の実現」	患者主体であることを意識した、積極的な患者情報提供のしくみづくり	病院独自のPHRの構築、その中での健診結果確認、セキュアな外部接続ネットワークの構築	△ コストおよびセキュリティを整理した上で、今後判断	

ている他の計画や関係資料から掘り下げて、医療情報システムはこうあるべきである、と主張することで、違和感なく進められますし、説明する手間も検討する手間も省くことができます。

　他の計画などと一貫した主張があれば、筋の通った情報投資をしているということで外部からの理解や納得を得られやすくなります。

　特に、国や地域の方針に従うことは、今後の補助が得られやすいという期待もでき、また、社会と歩調を合わせて医療機関を運営していることの証左にもなります。直接的な意思決定者だけでなく、患者や住民、国民などの理解を得られやすいものとなるでしょう。

　当然、これらの整理は手間がかかります。その手間をかける効果があると考

える方は実行し、そうでなければ、部分的に意思決定を補完する程度にしかならないこともあります。

　皆さんの運営している医療機関の立場（公的医療機関かどうか、金融機関への強力な説得が必要かどうかなど）を考慮して、必要かどうかを検討してください。

FAQ

質問　うまくユニークな方針を打ち出せません。他の医療機関の方針を確認していますが、どれも似たような方針が多いと感じました。

回答　ユニークな方針を打ち出す必要があるとは思いません。本当にやりたいことを方針として明文化すればよいと思います。

　他の医療機関の方針がどれも似たようなものが多いというのも、同じような医療サービスを提供していて、同じような設立主体であれば、そうなっても当然でしょう。

　もちろん、画期的な発想でもってコンセプトを打ち出し、とがった医療機関像を示すことは魅力的です。しかし、無理にとがった医療機関像を打ち出す必要はあるのでしょうか？　患者サービスや、職員の働きやすい医療機関にすることなど、どれもユニークではありませんが、実現できればよい医療機関になる方針のはずです。他の施設と方針がある程度似ていたとしても、「方針作りの段階」では、無理に競争する必要はないのではないでしょうか。

I　現状分析・基本計画策定

II　要求仕様書作成

III　システム会社選定・契約

IV　システム構築

V　確認・稼働

ITで勤務環境課題を解決

　経営課題をデジタルで解決することは、システム屋として、これ以上ない達成感を得られるものです。

　近年では、勤務環境の改善が医療機関の経営アジェンダとなっています。

　2014年10月1日には、医療機関の勤務環境改善に関する改正医療法の規定が施行され、各医療機関が勤務環境改善に取り組まなければならないとされました。

　また2024年4月からは、医師の残業時間が明確に決められ、運用されるに至りました。

　様々な取り組みの中で、時短計画などの勤務環境改善に関わる計画立案を求められることも多く、医療機関自らが取り組みを積極的に実施することは、避けられない状況です。

　勤務環境改善は、労務上のことと言いながらも、業務の効率化やタスクシフトなどの業務上の改善により解決できることがあります。決して、労働条件の話だけではないのです。

　業務改革は、情報システムである業務パッケージの改修や活用なしに、語ることはできません。例えば、複数主治医制にするとしたときは、業務システムもまた、主治医の登録方法や情報の見せ方について考えなければなりません。勤務時間を変更することで、手術枠の時間単位を変更することもあるでしょう。

　勤務医が他の医療機関でも働いた場合、その勤務先の医療機関での労働時間も含めて残業時間にカウントし、上限に達していないことを確認しなければなりません。そこまで労務管理システムがフォローできていないことも多く、勤務時間の把握は、まさに、情報システムの活躍の場になるでしょう。

　厚生労働省の運用する「いきサポ」(「いきいき働く医療機関サポートWeb」https://iryou-kinmukankyou.mhlw.go.jp/) は、筆者も協力して厚生労働省事業

として有識者の皆様の意見を踏まえて立ち上げたものです。その中で、勤務環境改善の事例を収集していますが、医療情報システムの活用の事例も多く掲載されています。一度ご覧いただければ、参考になると思います。今は限定的になっていると思いますが、補助金などの情報もこちらの「いきサポ」に掲載されていました。

　これからの労働制約社会に向けて、人海戦術ではなく、情報システム技術でスマートに医療機関を運用していくことが重要です。

　医療情報システム導入・更新時には、変わりつつある医療現場の業務のやり方やその他の勤務環境に資する業務改革についても考えながら、システム構築していきましょう。

第5章

基本計画策定

本章では、基本計画の策定について解説します。

基本計画は、スケジュールや調達範囲、方針などの基本的な項目についてまとめたものです。調達機器台数や詳細機能について、細かく書かれているものではなく、大きな方針について網羅的に記載された、新しい医療情報システムの全体像を把握する基本となる内容を示したものです。

基本計画を読むことにより、医療情報システムをどのようなものにしていくのか、いつ、どのようなやり方で完成するのかがわかります。予算とシステム選定方法についても記載することが多いですが、公開対象によっては、この項目を削除して公開することもあります。

詳細な機能や端末台数のような情報は、第6章で説明する要求仕様書に記載しますが、要求仕様書では、具体的になりすぎて全体的なイメージがつかめなかったり、それを調達する意図を示せないため、この基本計画において、その上位概念を示します。

5-1 基本計画に類似する用語の整理

実際の現場では、基本構想・基本方針・基本計画・事業計画など、似たような用語が飛び交うことがあります。それぞれバックグラウンドの異なる、多くの関係者とともに進める医療情報システム導入・更新においては、一つの用語に対して共通認識をもつことは、想像以上に重要です。そのため、本節では、まずそれらの用語を整理したいと思います。

基本計画やそれに類似する前述の表現は、情報システム分野だけでなく、建

築の分野でもよく使う言葉です。各分野において基本計画の内容について一定の取り決めがあり、それぞれが定義して言葉を使っていると思います。

　施設管理部門の方や建て替えを検討したことのある経営層の方は、建築分野での「基本計画」が頭の中でイメージできているでしょう。そうではない方々がどのような意図でこの言葉を使っているかを知ることも重要であるため、まずは、これらの言葉が一般的にどのように使われているかを解説します。

　一般的には、まず「基本構想」があり、それをもとに「基本計画」を作るというイメージがあります。情報システムにおいてもそのようにイメージされますし、これは建築における定義に近いと思います。「基本方針」は、基本構想の中の一つの項目として、方針を列挙したものとして扱われることが多いと思います。基本方針＝基本構想という表現をされることもあります。

　ちなみに、建築に関わる計画では、**図表5-1（左）**のような用語を用いて、プロセスを示すことが多く、そのイメージで言葉を使う人が多いと思います。**図表5-1（右）**には、医療情報システムの稼働までのプロセスを比較として示しています。こうしてみると、計画段階では、タイミングや趣旨が似ていることもわかります。情報システムの場合は、要求仕様書などの作成が建築プロジェクトでの設計業務にあたるということもわかるでしょう。

　事業計画という用語も、混同しやすいでしょう。事業計画は、一般的には、それらとは並列に語られず、医療施設の5年間の中期事業計画を事業計画と呼ぶように、医療機関を運営する上での収支やアクションプランなどについて書かれています。

　融資の際、医療機関の収支を主として説明するものとして、「事業計画」という言葉が使われることも多いでしょう。その場合、事業計画では、情報システムが導入された以降にどのような収支上の変化があるか、どのような体制変化や運用上の変化があるかなども示すことが多いと思います。

　本書で解説する定義やプロセスとは異なりますが、建築や金融など、それぞれのプロジェクトにおいて、独自の言葉が使われていることを知っておくと、「この人はこの意味で基本計画という言葉を使っているのだな」と理解がしやす

図表5-1　新病院建築プロジェクトと医療情報システムのプロセスの比較

新病院建築プロジェクト	医療情報システム稼働のプロセス
基本構想	現状分析・方針検討等の事前準備
基本計画	基本計画
基本設計	要求仕様書・調達資料作成
実施設計	機能・運用検討　事業者決定
施工　事業者決定	システム設定
開院準備　確認・テスト	システム稼働　確認・テスト

くなるため、ここでご紹介しました。

　さて、そうは言っても、本書独自で定義しなければ、正確に意図が伝わりませんから、本書での「基本計画」の定義を改めて、以下に記載します。

本書での「基本計画」の定義

　基本計画とは、スケジュールや調達範囲、方針などの基本的な項目についてまとめたものであり、細かい調達機器台数や機能ではなく、基本となる、大きな方針について網羅的に示したものである。

　基本計画を読むことにより、新しい医療情報システムをどのようなものにし

ていくのか、いつ、どのようなやり方で、完成するのかがわかる。

　計画や方針や構想などは、文書としては、「基本計画書」一つに集約したものとして本書では解説しています。基本計画書の中には、経営者を含めた医療機関が組織として決定した「方針」や「構想」が含まれている、と考えてください。

　ここまで用語の使い方について詳しく説明してきましたが、このプロセスでの要点は第4章で説明した検討を踏まえて、「基本計画」を立てることだけですので、難しく考える必要はありません。

　ここでもう一度、**図1-1**を見てみましょう。フェーズⅠでは、現状確認・分析・検討が終わったら、基本計画の策定です。

　基本計画ができれば、具体的な機能の確認やシステム会社との契約、システム構築の実施に移ります。

　つまり、次のフェーズに進むために必要なことが、決定事項として、この基本計画に書かれている必要があります。

　基本計画は、今後の作業すべてに影響するもので、非常に重要なものです。

　そのため、基本計画は、関係者・責任者の全員が知っておく必要がありますので、ただ基本計画は作成するだけでなく、それを周知し、できるだけ納得して従ってもらわなければなりません。

図表1-1　（再掲）

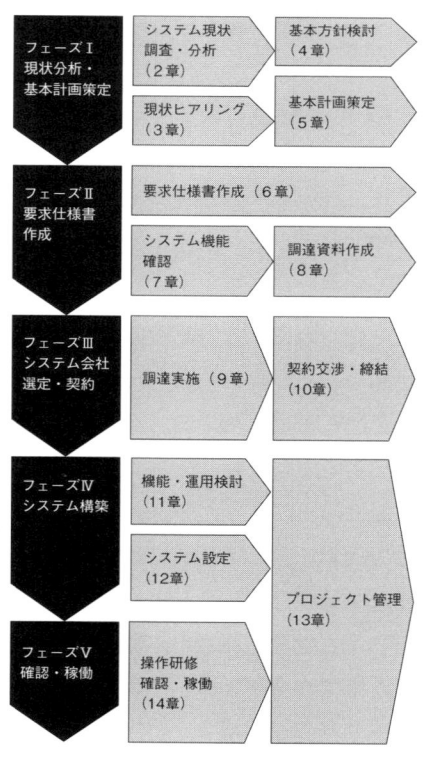

フェーズⅠ　現状分析・基本計画策定

フェーズⅡ　要求仕様書作成

フェーズⅢ　システム会社選定・契約

フェーズⅣ　システム構築

フェーズⅤ　確認・稼働

基本計画は変更が必要になることもあるため、変更が許容されるものが好ましいと思います。ただし、責任者による変更承認が必要など、一定のルールを設定しましょう。変更を周知することにも配慮した変更ルールを決めておくとよいと思います。

　基本計画は、作成するまでのプロセスだけでなく、それをどのように周知・変更していくかも、しっかりと決めておくことが重要となります。

5-2　基本計画策定期間は、外部説明の要不要で著しく異なる

　本書では、公的医療機関がよく行っているプロセスをなぞって、王道として示しています。民間医療機関である場合や、スケジュール上、急ぐ必要がある場合は、**基本計画を作る期間が最も時間短縮しやすい部分**です。

　公的医療機関には、外部説明の必要があります。意思決定者が外部にもいることがありますし、医療機関外のお金（例えば自治体からの補助）で運用しているため、外部への説明責任があります。また、自治体であれば市民もステークホルダと考えられますから、外観的に、市民が納得できないものは受け入れてもらえない可能性があるのです。

　そのために、**公的医療機関の基本計画策定では、半年〜1年くらいかかることもめずらしくありません。**

　公的な医療機関であれば、予算も年度ごとに設定されることが多いため、予算申請時期が1年に1回であれば、そのタイミングを合わせる必要があります。来年度に支払う予定であれば、前年度、つまり今年の秋ごろに、予算申請の準備を始める必要があるでしょう。さらに情報システム投資のような大きな予算が動く場合には、数年前から、事業全体の計画を説明して了承を得ることも必要です。申請時に修正が発生することもあり、その申請時のやりとりにも時間がかかります。

　外部説明が必要ということは、病院長などのトップが鶴の一声で決定する、

ということができるようなしくみになっていない、ということです。

　公的医療機関でなくても、内部への説明など、一定の説明は必要でしょうから、公的医療機関のプロセスは、よい教材にはなります。ただし、このやり方（時間をかけて外部説明するしくみ）については、いくつかデメリットがあります。

　一つ目は、手間がかかり、スピードが遅くなること、二つ目は、医療現場に詳しくない人や組織に反対されないために、内容を簡素化しすぎてしまうことです。簡素化しすぎて具体性がないものになることや誤解を生まないようなものに限って説明してしまい、深く専門的な説明を避けるような傾向もあります。

　もし、**内部の決済ですべてを進められる組織であれば、現状把握と基本計画を合わせて、半年以内で完遂する**ことができるでしょう。

　もちろん、公的医療機関でなくとも、大きな組織や複雑な組織では、説明対象が多くなりますし、融資などの関係で、金融機関などに説明することもあります。それらの場合は、やはり公的な医療機関のように、外部説得に足るものでなければならないでしょう。

　加えて、担当者の問題もあります。多忙を極めている情報部門がどれだけ動けるか、ということに対して、十分な配慮が必要です。「半年以内でやってしまいましょう」と勝手に提案してしまいましたが、マンパワーについて配慮せず、一般的な提案として書いておりますので、実際は、現場職員の負荷への配慮も含めて、検討してください。

5-3　基本計画に盛り込む項目

　以下、システム更新時の基本計画に盛り込む項目について、解説します。

1．医療情報システム更新の目的・考え方
2．医療情報システム更新基本方針
3．医療機関概要
4．現行医療情報システム概要

5. 次期医療情報システムの基本的要件

6. 現行機能の継承

7. 新しい機能の追加

8. 医療情報システム更新範囲

9. 医療情報システム更新スケジュール

10. 医療情報システム更新・運用体制

11. 医療情報システム運用方針

12. 医療情報システム保守方針

13. 想定リスク

14. 医療情報システム更新予算

15. 調達方法

「ここまでやらなくても、これまで問題なくできている」という意見もあるでしょう。もちろん、内部調整だけで完結する場合や、意思決定が単純であるケースでは、すべてを丁寧に決めておく必要はないかもしれません。

　ただ、すべての項目について意見をまとめておくことは、内部で検討する上でも、やりやすくなると思います。数行でもかまいませんので、それぞれの項目について、一度、文章にしてみてはいかがでしょうか。

　まず、最も簡素に基本計画を作る場合を想定して、項目別に見ていきましょう。

最低限の記載内容（項目別）

1. 医療情報システム更新の目的・考え方

　　まずは「なぜ更新するのか」を記載してください。

　　この医療情報システム導入のゴールやどうしたら成功と言えるのか、その他、期待したいことなどを自由に記載してください。

　　これまでの章で、医療情報システムの入れ替え理由は、ほとんどが保守期限の到来であるということを説明しました。しかし、理由は一つではな

いはずです。保守期限の到来がきっかけであったとしても、その他の理由もあれば併記することが一般的です。

最初ですので、最も多くの方の目に触れやすい項目です。ここで、伝えたいことをしっかりと書いておくことで、作業のモチベーション向上に影響しやすいと思います。

今後、誰かに説明する際も、「ここに目的や考え方がこう書いてあるから」のように説得材料として使っていくことも可能です。そのような活用方法を意識した書き方をしましょう。

2．医療情報システム更新基本方針

1．で書ききれないような考え方や方針があれば、ここに記載してください。1．は文章で記載し、2．は箇条書きで記載するなど、書き方を変えて表現することをイメージしていますが、1．と一緒にしてしまい、この項目を独立して記載しなくても問題ありません。

3．医療機関概要

医療機関がどのような規模であるか、医療機関の所在地や沿革、病床数、医療機能などを記載してください。「ホームページにあるので、そちらをご参照ください」と促すだけでもよいでしょう。

今年、病棟の建て替えや病床機能の変更が予定されているのであれば、情報システムの構築にも大きく影響するはずですので、現状の概況だけでなく、今後の予定なども特筆すべき点があれば、記載してください。

4．現行医療情報システム概要

現行システム一覧を貼り付けて、簡単に解説を記載してください。

現行システム一覧は、現状分析でできているはずですので、公開してもよいかどうか確認した上で、活用します。

5．次期医療情報システムの基本的要件

どのような情報システムを求めているか、基本的な要件をまとめて記載します。例えば、セキュアなシステムであるとか、職員が医療機関の中にいなくとも一定の業務ができるような環境整備をするだとか、そういった

ことが考えられます。前章の基本方針のとりまとめの結果、どのようなシステム要件が必要であるかが見えている場合は、いろいろとここに記載できると思います。

ヒアリングやこれまでの検討を振り返ると、悩まずに記載できるでしょう。

６．現行機能の継承

今使っている機能で、特にこだわって継承したい機能があれば記載してください。特になければ、記載がなくても問題ありません。

７．新しい機能の追加

もし導入したい機能などがあれば、記載しておいてください。現時点で、特にない場合は、他の医療機関で十分実績のあるものであるなどと記載することもあります。例えば、精神科を強化したい医療機関であれば、精神科の医療機関で実績が十分にあるシステムを導入するなど、特定の領域での実績を求めるような記載をされることも多いです。

８．医療情報システム更新範囲

現行システム一覧を眺めて、保守期限やコストを鑑み、今回の更新範囲として、どの部門システムを更新するのかを記載します。この段階では、あえて曖昧にしておき、後で条件によって導入するかを決定するシステムもあるかもしれません。コストが見合えば更新したい部門システムがあるということであれば、「予算を考慮して導入するか判断する」のような記載をするとよいでしょう。

９．医療情報システム更新スケジュール

スケジュールを記載しましょう。未定の場合は、保守期限が到来しつつあることや状況を解説した上で、仮のスケジュールとして、いつまでに稼働させる必要があり、その１年前にはシステム会社と契約したい、ということを記載しましょう。

10．医療情報システム更新・運用体制

医療情報システム更新にあたって、どのようなメンバーで検討するかを

記載しましょう。経営会議や情報システム委員会の設置などについても検討した上で記載しましょう。内部の検討メンバーに周知するためにも、具体的に記載したほうがよい項目です。

11. 医療情報システム運用方針

　この項目は、新しいシステムが稼働した後の運用について、どの部門が管理するのか、どのような打ち合わせで修正や状況報告をするのかを記載しましょう。システム会社の提案に基づいて決定するということにしてもよいと思いますが、人材不足の中、「人材の制限がある」ことなどは記載しておき、今の運用以上の負荷がかからないように努めるなど、何か方針を示しておくことが望ましいです。

12. 医療情報システム保守方針

　現行と同様であれば、現行の保守担当者の体制や保守契約の概要をそのまま記載しましょう。何か変更したい場合、例えば、「スポット保守をしていたものを定期保守にする」などがあれば記載してください。また、調達時に7年間の保守サポートの約束を求めるなど、具体的に期待したいことがあれば記載しましょう。この時点では、「システム会社に提案を募って、システム会社選定時に方針を決定する」としてもよいでしょう。

13. 想定リスク

　情報システムの更新にあたって、想定されるリスクを書き出しましょう。セキュリティ上のリスクや運用上のリスク、コスト面でのリスクなど、気になるリスクはすべて網羅的に書き出し、それに対する対応策を検討して、ここに記載しておきます。難しい場合は、「今後、システム会社と検討してリスクの極小化に努める」と記載して、ここではすぐに方針出ししないこともあります。

14. 医療情報システム更新予算

　予算を記載しましょう。価格については、本章後述と第10章で解説します。

15. 調達方法

　　公的医療機関であれば、入札やプロポーザルでどのようにシステム会社を決定するか、民間の医療機関であれば、どのような会議体や申請処理をして決定するのかを想定で記載してください。

　　評価方法まで記載することがありますが、この段階では、そこまで決めなくてもよいと思います。ただ、「どのように評価して決めるのか」という質問が多いため、ここに記載しておく医療機関もあるようです。

　以上、簡単にメモ形式で説明しましたが、いかがでしょうか。
「そうは言っても、記載できることやできないこともある」と思う方もいるでしょう。

　　すぐに書けるもの、書けないものがあると思いますが、それを把握することも重要です。すぐに書けない部分は、検討して案を作成し、しかるべき責任者や会議にかける必要があります。

　　そして、外部説明が不要な医療機関では、あまり時間をかけすぎないでください。**この段階で時間を使うべきは、各項目の決定であり、この計画書を厚くすることではありません。**

　　外部だけでなく内部からも質問がありそうなことは、その回答を基本計画のどこかに埋め込むことが重要です。評価方法までここで書く必要はないとしながらも、質問が多そうなので書いておくというケースがあるのは前述のとおりです。

　　状況に応じて、諸々の配慮は必要ですが、極論すると、**可能なら全体で３〜４ページくらいにまとめてシンプルにする**くらいでもよいと思います。

■ 5-4　基本計画の使い方

　基本計画は、予算・調達方法が記載されている部分以外は、システム会社にも見せてよいものを目指すとよいと思います。そのために、予算と調達方法を

最後にして、システム会社に提示する際に、そこだけ削除できるような項目立てにしています。

また、金融機関に共有してもよいものを目指し、意識して作成すると、なおよいでしょう。

内部用と外部用に資料を分けること自体が手間になりますから、基本計画については、できるだけ両方に活用できるものにしたほうがよいと思います。

ここまでの解説でおわかりのとおり、基本計画の項目は、システム導入・更新に必要な情報が、網羅的に記載されています。

医療機関の概要も書いてありますし、なぜ更新したいのか、どのような更新範囲なのか、医療情報システムの導入・更新にあたって知りたいと考えられることすべてが記載されています。

基本計画がなければ、システム会社に見積や提案を依頼するときも、円滑にいかないこともあります。なぜなら、システム会社は、医療機関側が求める基本的な内容すら入手する手段がないため、情報を得るために何回もヒアリングの場を設けることになるからです。それも2社、3社と同じ説明をしなければならないことも多いでしょう。口頭で説明すると、聞き逃しされる場合もあります。文書なしでは整理して話しにくく、お互い要領を得ないやりとりになってしまう可能性もあります。

システム会社に基本計画を通読してもらうことで、システム会社は正しく現状を理解でき、システム更新について医療機関側の考えを汲みとってくれます。

基本計画の活用方法について、基本計画自体に記載してもよいと思います。

5-5 基本計画の例

基本計画の詳細を解説するだけでは、イメージしにくいため、事例として「ルートブック病院」という架空の病院の基本計画書を示します。

ルートブック病院　医療情報システム基本計画書

１．医療情報システム更新の目的・考え方

① **はじめに**　　ルートブック病院（以下、当院とする）は、市内の医療機関と連携しながら地域の救急医療、急性期医療の中心的な役割を果たしている。また、この医療圏において不足している回復期機能について、他医療機関や介護福祉施設と連携して、地域包括ケアシステムの構築に貢献している。

近年では、地域で不足する医療スタッフの育成や研修会を実施し、地域医療の安定化にも貢献している。

② **当院の医療情報システム更新の必要性**　　当院の医療情報システムは、XX年５月に電子カルテシステムを導入後、その６年後であるXX年５月に電子カルテシステムのバージョンアップとハードウェアの更新、病理検査部門システム・インシデントシステムの新規導入を行っている。情報システムの減価償却期間は概ね５年であるが、ハードウェア機器の経年劣化による故障や交換部品不足などによりハードウェアの保守ができない状態となることや、ソフトウェア・OS等のサポートが終了していることから、ソフトウェアのバージョンアップが必要であり、全面的なシステム更新を行う必要がある。

③ **次期医療情報システム更新の目的・意義**　　医療のしくみや情報技術は日々新しいものに更新されている。次期医療情報システムは、そういった目まぐるしい変化になるべく対応しやすい、バージョンアップ対応が可能なパッケージシステムを主体としたシステムへの更新を行う予定である。加えて、医療サービスの質の向上、効率化、医療従事者の勤務環境改善、情報共有による医療提供リスクに強いインフラを整える。医療情報システム更新を機に、

当院ならではのDX推進について具体的に検討し、よりよい当院の運営を実現していく。

２．医療情報システム更新基本方針

① 旧来の医療情報システムは、導入時に最新のものとなり、その後陳腐化しがちである。定期的に更新される診療報酬その他の医療をとりまくしくみに対応するためには、常に、外部から求められることがらに対応することが重要であるため、導入後においても一定の更新ができるようなしくみを期待する。

② セキュリティに関して、当院のマルウェア被害発生時の想定被害額として約20億円が想定されている。当院が存続していくためには、マルウェアなどの被害から医療情報を守る強固なしくみが必要となる。したがって、厚生労働省から提示される各種ガイドラインなどを遵守できるしくみであることはもちろん、高度な情報システムセキュリティを構築する。

③ 現行のシステムに強い不満は報告されていないが、公平に医療情報システムを選定して決定する。そのために、検討委員会を設置し、その委員会において意見を集約し、経営会議において決定するしくみとする。

④ 医療情報システムのネットワークは、比較的新しいことから、一部のネットワーク機器を除いて更新を予定していない。

⑤ 前回と異なり、ハードウェアだけの更新では対応できないアプリケーションを現状は利用している。したがって今回、基本的に、アプリケーションを含めた全面更新をすることを予定している。ただし、一部の部門システムについては、予算の状況を鑑み、ハードウェア更新のみにとどめソフトウェア・アプリケーションを変更しないことがある。

I　現状分析・基本計画策定

II　要求仕様書作成

III　システム会社選定・契約

IV　システム構築

V　確認・稼働

３．病院概要

X年X月時点の情報を記載する。

（最新の情報は、ホームページ XXXX.XXXXX.XXXXX.XXXXのとおり）

施設名：XX会ルートブック病院

住所：XXXXXXXXXXXXXXX　　**電話**：XXXXXXXXXXXXX

開設年月：X年X月　　**病床数**：300床

基本理念：働きやすい病院。チームの力で医療サービスを提供する。丁寧な説明で理解を得る。

基本方針：当院が立地するA市には公立の医療機関が存在しない。当院は市の中核病院の一つとして、他地域の市立医療機関に匹敵する役割を期待されている。災害時などにおいては地域の自治体とも協力し、地域医療を支える。また、そのために、後方支援医療機関などとも積極的に連携する。

診療機能：XX指定病院、XX指定病院、XX……

診療科：XX科、XX科……

４．現行医療情報システム概要

当院には、次の表のとおり医療情報システムが導入されている。

基本的には、更新したばかりの病理システムとネットワークを除き、ほとんどを更新する予定としている。

ただし、今後、各システム会社および現場要望を確認するにあたり、有効な案があれば、変更する可能性があり、この更新範囲にこだわるものではない。

項	システム大分類	システム中分類	システム名	パッケージ名	導入主体	調達	更新区分（本調達での更新予定）			
							新規	更新	継続	別調達
1	カルテ	電子カルテ	オーダ共通	電子カルテNN	NNシステム	NNシステム		○		
2			看護支援システム	電子カルテNN	NNシステム	NNシステム		○		
3		看護	看護勤務管理システム	勤務かんりAB	ABシステム	NNシステム		○		
4			看護必要度システム	看護必要度設定オプション	NNシステム	NNシステム		○		
5			医事会計システム	医事NN	NNシステム	NNシステム		○		
6		医事	DPC支援システム	DPCNN	NNシステム	NNシステム		○		
7			レセプトチェックシステム	チェックNN	NNシステム	NNシステム		○		
8			帳票管理システム	CD帳票管理	CDシステム	NNシステム		○		
9		患者案内等	自動再来受付システム	DE工業再来受付	DE工業	NNシステム		○		
10			自動入金システム（自動精算機）	DE工業自動入金機	DE工業	NNシステム		○		
11	部門システム等	物流	物流管理システム	なし	物流テックEF	NNシステム		○		
12		経営管理	データウェアハウ	DWH-NN	NNシステム	NNシステム		○		
13			経営情報管理システム	なし	病院独自開発			○		
14		地域連携	地域連携システム	不明	不明	NNシステム		○		
15		文書作成	診断書作成支援システム	Lシステムアプリ	Lシステム	Lシステム		○		
16			文書管理システム	OPQ文書システム	OPQシステム	NNシステム		○		
17		リハビリ	リハビリシステム	なし	リハビリXYZシステム	NNシステム		○		
18		栄養	給食管理システム	給食NNパッケージ	NNシステム	NNシステム		○		
19			栄養指導システム	指導パッケージFGH	FGHシステム	NNシステム		○		
20		検査	検査システム	臨床検査システムZ	ZYXシステム	NNシステム		○		
21			病理検査システム	なし	IJKシステム	NNシステム				○
22	インフラ	ネットワーク		なし	NN電気	NN電気				○
23	新規導入検討（労務管理）	労務管理	勤怠管理システム				○			

5．次期医療情報システムの基本的要件

次期医療情報システムの基本的要件として、以下のとおりシステム会社および運用する職員に求めていく。

・セキュリティ強化を目指し、厚生労働省等から示されるガイドラインの最新版に準拠して運用が可能であること。

・強固なセキュリティを準備する前提で、職員が外部でも一定の活動

がしやすいよう、外部からの活用ができるしくみとすること。

・導入以降にも更新（バージョンアップ）することが可能なシステムであること。

・サーバは二重化されているなど、その他通常考えられる停止予防的な備えがあること。

・システム稼働後も、一定の周期で稼働の確認ができ、今後設定する指標をもとにシステム運用の評価をしていくこと。

６．現行機能の継承

現行システムのデータは、基本的には引き継がれること。また、完全に引き継がれない部分については、特定し、その部分の運用を検討できること。

７．新しい機能の追加

医師の残業規制などの制度が開始したことを受け、当院の職員の労務上の管理をシステム上で行う必要がある。管理対象は医師に限らず、職員全員とし、給与計算との連携を意識して、効果的な労務管理を行う。また、今後、システム会社および当院職員から提案を受け、目的に沿ったよりよい機能を追求して導入する。

８．医療情報システム更新範囲

現行システムで導入されている医療情報システムはすべて更新範囲とするが、病理検査システムとネットワークについては、最近更新されたものであるため、更新対象外とする。ただし、それらとの連携を円滑に行う。

９．医療情報システム更新スケジュール

以下のスケジュールは案であり、今後変更する可能性がある。

X1年4月　基本計画（本計画）の完成

X1年10月　要求仕様書（案）の完成、システム会社への意見招請

X1年12月　システム会社への見積・提案依頼

X2年1月　システム会社選定

X3年1月　次期医療情報システム稼働

X3年3月　稼働後評価会の開催

10. 医療情報システム更新・運用体制

新しい医療情報システムの運用にあたって、システム部門に、専ら自宅勤務となる職員1名を追加配置する。

検討委員会を設置する。検討委員会から経営会議に対して提案し、承認を得る形とする。検討委員会のメンバーは追って通知するが、事務局は、情報システム部門が担う。

次の図のとおりの体制とする。ワーキンググループ（WG）はシステム会社決定後に組成する見込みである。

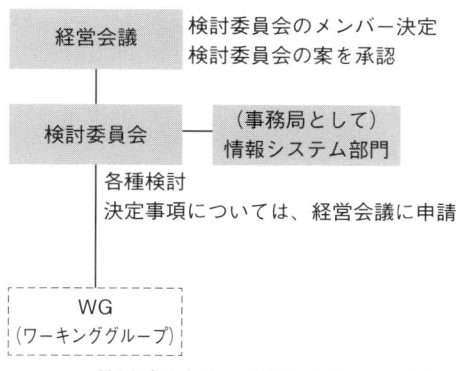

検討委員会は、必要に応じてWGを作ることができる。WGに決定権限はなく、WGで検討した結果を検討委員会に報告する。
※当面は、WGを組織せず、委員会で議論するが、**システム会社決定後はWGを組織する予定**である。

11. 医療情報システム運用方針

ヘルプデスクならびに一部の情報システム運用については、自宅勤務での業務を前提に人員配置を検討していく。自宅勤務を想定したセキュリティルールなども同時に作成する。

12. 医療情報システム保守方針

PCならびにプリンタ等エンドユーザーが利用するデバイスについて、一部をスポット保守とすることのコストメリットを検討する。

医療機器と同時に購入される医療機器との連携に利用するPCなどについても、情報セキュリティの観点から、情報部門にて確認した上で、都度、保守方針を決定する。

稼働時間やトラブル対応にかかる期間などを保守の指標として設定し、設定された指標の向上を目標とするべく、保守契約を検討した上で契約締結する。

13. 想定リスク

今回想定されるリスクについて、以下の意見があった。

① 自宅勤務など外部に接続、操作することに対する情報システム技術のセキュリティ上のリスク
② 自宅勤務など外部で働く職員に対するコンプライアンス上のリスク
③ 医療情報システムの調達コストが高額となるリスク

これらのリスクに対応すべく、①、②については、システム会社からも提案を収集し、システム会社確定後すみやかに具体的な対応方針を示す。③については、今後のシステム会社とのやりとりにおいて、コストを意識した対応を職員全員に期待する。システム会社の評価に

あたってはコストを意識した評価方法を検討する。

リハーサル時までに再度他のリスクに対しても検討し、リスク軽減に努める。

14. 医療情報システム更新予算

医療情報システムの更新予算は、現行システム導入費用が一部不明なため、幅をもたせた想定とする。9.5億円〜12億円の予算を想定するが、基本的には、質を落とさず安価にする部分を特定し、今後、継続的に価格低減と質の向上のバランスのよい予算を想定する。本予算については、要求仕様書（案）をシステム会社に確認してもらい、その結果の概算見積を確認した上で、変更することがある。

15. 調達方法

システム会社に対して、要求仕様書を提示し、その①回答をもって、システム会社の提案内容を評価する。

システム会社から、②提案書、③見積書を提出してもらい、それらを評価する。

提出資料などの説明のために、今後立ち上げる検討委員会の場で、提案者はプレゼンテーションを行う。

以上のプロセスを経て、検討委員会において、①・②・③およびプレゼンでの説明内容を総合的かつ定量的に評価し、経営会議に委員会の長が報告する。

経営会議メンバーが最終的にシステム会社を決定する。

以上が、少し修正していますが、実際の事例をもとにした基本計画書の例です。イメージできましたでしょうか？　これだけのものを作成する場合に、どれだけ時間がかかるかを想定しながら、確認されたのではないでしょうか。

もちろん、これらはあくまで仮の想定で記載しているものであり、皆さん独

I　現状分析・基本計画策定

II　要求仕様書作成

III　システム会社選定・契約

IV　システム構築

V　確認・稼働

自に記載したいことや記載しなくてもよいと思ったことなどもあると思います。

　各項目の簡素化については、前述のとおりです。緩急をつけながら各項目を記載してもよいでしょう。もちろん章立て自体も各々の言いたいことに合わせて修正していくとよいと思います。

5-6　基本計画は、活用方法を見越した工夫が必要

　先に基本計画の例を記載しましたが、実際には、さらに多くの情報を記載するケースが多いです。公的医療機関で整理する場合は、100ページ以上になることも少なくありません。もちろんこれより少ない場合もありますので、あくまで分量のイメージと捉えてください。

「情報は多ければよい」ということではありません。読む側に意図がきちんと伝わるよう、基本計画として言いたいことを記載してあればよいと思います。そのため、活用されることを前提に資料を読みやすくする工夫が必要です。

　例えば、参考程度の資料であれば、添付資料や参考資料として本文とは別にまとめることも有効です。現行システムの「システム概念図」「ネットワーク構成図」などを付加する場合も多いです。

　項目の中に病院概要も含めていますが、こちらも、「病院概要はホームページを見てください」という記載だけでよいかもしれません。先の計画例については、圧縮できる余地も、膨らませる余地もありますので、ボリュームや項目は、各々の医療機関に合ったものとしてください。

　繰り返しになりますが、本基本計画をどのように利用するのかを記載してもよいでしょう。システム会社にも渡して理解を深めてもらうのであれば、ネットワーク構成図などの現行システムの技術的な資料も含めることで、よりよい提案につながる可能性も高まります。基本計画は、医療機関のホームページに公開することもあります。そうなると患者さんの目にもとまることになりますので、それを意識した書き方を心がけましょう。

5-7　経営課題

　これまで説明した基本計画には、経営課題についての言及が少なかったので補足します。

　上記の基本計画例において、経営課題について、あまり具体的に書いていない理由は、経営課題が医療機関によってかなり異なるからです。しかし、例えば、医療スタッフの離職が目立つという課題であれば、労務管理システムの導入を検討する、もしくは、次期医療情報システムを導入することによって、より働きやすい環境を構築するようなしくみを導入する、という記載を入れることも効果的だと思います。

　また、基本計画の例でも、市内の他の医療機関との連携について触れられていますが、実際に、「現行システムでは、紹介状のやりとりが煩雑になっている」「予約の取り方がうまくいっていない」など、外部とのやりとりで、困っている医療機関もあるでしょう。その場合は「連携業務を効率化する」などと、基本計画として実現を求めることを具体的に示してもよいでしょう。

　このように、情報システムに関係ないように見える課題であっても、情報システムをうまく運用することで、多くの課題を解決に向かわせることができるのではないでしょうか。自身で解決方法まで記載できなくても、「このようなことに困っているので、ITの力で解決する提案をシステム会社に求める」という記載でもかまいません。

5-8　コスト

　基本計画の公開対象として、金融機関が考えられます。

　金融機関においては、事業計画で記載するような年次の収益変化も必要とされるかもしれません。

　次期医療情報システムに必要なコストについて、基本計画とは別に、コストに関する様々な検討が必要なケースを見据えたヒントとして、補足的にここで

解説します。

●次期医療情報システムの導入費用（ハード、ソフト、SE作業費用等一式）

　次期医療情報システムを提供するシステム会社に見積依頼します。決定前だと思いますので、予算計上した額で置き換えて考えます。

●現行システムの破棄、移設費用

　通常は現行システム会社に見積依頼します。

●データ移行費用

　通常は、こちらも見積に含めてもらうことになります。見積に含まれているかどうかをよく確認してください。システム会社が変わる場合、特に内容を詳細に確認する必要があります。

●ヘルプデスク費用（に変化がないか）

　ヘルプデスクなどのサポート要員を派遣してもらっている場合は、費用に変化がないかどうかの確認が必要となります。

●医療情報システムの保守費用

　現行システムの保守をいつまで続ける必要があるかを確認しましょう。レセプトデータの出力などは新しいシステムに切り替わった翌月でも必要になるでしょうから、新システムが稼働開始するタイミングと、前のシステムが不要になるタイミングは違いますので、注意してください。

　ハードウェアの保守で1年間の無償保守期間などが設定されていることもありますが、通常は、緊急対応ができないことや大きなシステムの調達においては「出荷時のメーカー保証の期間」と「エンドユーザーが検収したタイミングからの保証期間」が異なることがありますので、誤解がないよう確認が必要です。

● 過去カルテの参照のしくみの構築、運用費用

　過去カルテが移行されるかどうかについても確認が必要です。そのためのコストが別になっている場合は、見積をとっておく必要があります。

● 職員の残業費用等

　リハーサルの章で解説しますが、患者が来ない日にリハーサルを行うことや職員のマスタ入力などの負荷増加により、残業代などがかかる可能性があります。

● 消耗品費用

　費用としては少額ですが、プリンタの消耗品や診察券（新しいものになる場合は更新費用）、各種電源などのケーブル、デバイスを設置する台など、細かな手配にも気を配り、調達の抜け漏れがないようにする必要があります。

FAQ

質問　現行システムから次期システムに移行する際、現行システムの保守費用は、次期システム稼働後どのくらい支払うことになりますか？

回答　医事システムの入れ替えがある場合は、請求のタイミングや、返戻対応などの処理もありますから、その手続き期間内は、現行の医事システムなどにかかる保守費用は必ず必要になります。余裕をもった設定をしておきましょう。現行システム会社と相談し、具体的に決めておくことがよいと思います。保守費用は、緊急対応できなくてもよければ、必ずしも定額を月額で支払う必要はありません。スポット対応にすることも含め、検討の余地があります。

　レセプト関係以外では、次期医療情報システムの構成や移行データの範囲に影響します。移行されないデータについて、いつまで必要か、丁寧に確認しましょう。

I　現状分析・基本計画策定

II　要求仕様書作成

III　システム会社選定・契約

IV　システム構築

V　確認・稼働

データとして新しいシステムに移行しない前提であっても、これまでのしくみを閲覧できるように、前の電子カルテシステムの参照系サーバを残しておくことが多いです。あくまで事例をもとにした参考ですが、医事システム・電子カルテシステムの参照系のしくみに対して、保守運用コストを保守費用に積んでおくことで概算とする、というケースがありました。

COLUMN

公的医療機関

　本書では、「公的医療機関」という言葉を多用しています。

　正確には、地方公共団体の組合、国民健康保険団体連合会および国民健康保険組合、日本赤十字社、社会福祉法人恩賜財団済生会、厚生農業協同組合連合会、社会福祉法人北海道社会事業協会によって設置された医療機関が公的医療機関である、と医療法により定められています。

　本書では、公的資金投入により設置された医療機関をイメージしています。国の資料なども確認したところ、公立・公的医療機関として表記されたものもあり、公立と公的医療機関を分けていることがあるとわかります。一方で、公的医療機関のリストに公立医療機関が入っているなど、混在しているケースもあるようです。

　本書のテーマである医療情報システムの導入・更新においては、公的資金が投入されているために、外部説明を特にクリアにしなければならないことが公的医療機関の特徴です。この点については、本書の中で十分説明しています。

　公的医療機関の定義は以上ですが、公的医療機関には調達時にさらに考えられることもあり、ついでではありますが、解説を加えたいと思います。

　公的医療機関は、全国に散らばっている数多くの各医療機関を集中的に管理できる可能性があります。

　数の経済性を発揮したり、標準化を進めるにあたっては、同じ経営母体であることで、一致団結することが期待できます。実際、最近では、そのように集中管理することが増える傾向もあるように感じます。

　一方で、現場が強い業態であるため、集中管理には苦労もあることでしょう。医療情報システムについては、誰もが真っ先に考えることですが、一つの標準的な電子カルテなどを複数の医療機関で一括して導入して、大量に安価に効率

的に導入するアイデアは、検討されています。実際には、システム競争環境がなくなり、実質的なベンダーロック状態[i]になることも懸念されるため、一律にシステム会社を特定することは、単純には考えにくいものです。大量購入により一時的にはコストが下がったとしても、その後はわからないのです。また、切り替えにくいようなしくみにしてしまうことも、デメリットです。何よりも、多様性や競争環境のないしくみになり、面白みがないと筆者は考えます。

ベンダーロック状態[i]：特定のシステム会社しか対応できなくなることで、事業者間の競争が生まれにくい状態を指します。

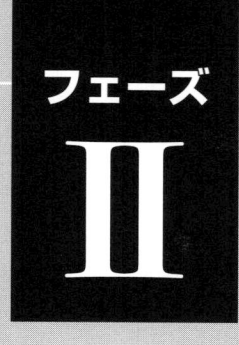

フェーズ II

要求仕様書作成

必要な作業

- ▶ 要求仕様書作成
- ▶ システム機能確認
- ▶ 調達資料作成

第6章

要求仕様書作成

本章では、要求仕様書を作成していくための手順とコツを説明します。

要求仕様書を作成する、という行為は、ハードルが高く感じられることでしょう。実際、イチからしっかり書いていく場合は、医療情報システム全体についてしっかりと理解していなければならず、数年間医療情報システムに関わっただけというレベルでは難しいと思います。

本書では、手間を省き、なるべく多くの方が、このシステム会社選定前の最大のヤマ場を乗り越えられるよう、参考とするベース資料の集め方や簡易化できる方法も含めて解説したいと思います。

とはいえ、ここが最大のヤマ場と表現したように、このプロセスをしっかり取り組まないと、思い通りのシステムが仕上がりません。難易度が最も高く、手間も最もかかるものと考えてください。手間を省く場合は、省略するリスクをとることも含めて検討が必要です（後述）。

6-1 医療情報システム分野における「要求仕様書」とは

医療情報システムだけではなく、新たなIT技術導入においては、「要件定義書」や「要求仕様書」と呼ばれる資料が必要になります。

本書では、医療情報システム分野において一般的な「要求仕様書」という表現を使ってその概要を解説します。

医療機関以外の大きな施設でITの導入・更新プロジェクトをリードされてきた方の中には、要求仕様書をはじめ、様々な資料についての呼び方を独自に定義されている例が見受けられます。その結果、システム会社との間に誤解が生

じているケースも散見されます。

　例えば、細かい機能項目を設定する前にシステム会社を選定して、システム会社とともに必要な機能を整理していくやり方も、医療機関以外の分野では多く、それが効率的であることも否定できません。

　しかし、パッケージの品質が高い医療情報システムにおいては、カスタマイズを前提としないことが多く、システム会社を選定してから機能を要求することは稀です（ただし、設定項目やカスタマイズで機能追加しやすい稀なケースでは、簡易な要件定義のみで基本パッケージを決定後、追加で要求を出していくこともあります）。

　システム会社決定後に機能要求することになると、予定外のコスト増加とスケジュールの長期化が懸念されます。また、パッケージそのままの活用であれば、機能が決まっているため、どのような機能がほしいかの要求を出すという行為自体にあまり意味がなくなり、この方法がとられないことが多いです。

　本書では、システム会社決定後に追加で機能要求しなくて済むようなものを汎用的な要求仕様書として話を進めます。

　それでは具体的に見ていきましょう。

■ 6-2　要求仕様書に必要な項目

▌要求仕様書の内容

　要求仕様書は、システム会社に実現を求めたいことが記載されている一覧です。**あくまで要求事項であるため、書かれたすべてが実現できるかどうかはわかりません。**

　実際には、すべての項目を満たすシステムを求める前提で記載することもありますが、本書では、より一般的な「すべての項目が実現できるわけではないが、少なくとも医療機関としてはこのようなことを求めている」という内容を記載しているものと理解してください。

　要求仕様書に書かれる内容は次のとおりです。

I　現状分析・基本計画策定

II　要求仕様書作成

III　システム会社選定・契約

IV　システム構築

V　確認・稼働

0．基本的な方針：考え方

　　1．ハードウェアに関する項目

　　2．ソフトウェア／業務アプリケーションに関する項目

　　3．導入作業に関する項目

　　4．ネットワーク、電源などのインフラに関する項目

　　5．保守に関する項目

▌要求仕様書の項目を簡素化する場合の考え方

　項目が多いと感じましたか？　項目を簡素化するならば、「0．基本的な方針：考え方」は、前章の基本計画でしっかり検討されていれば、不要です。基本計画を添付することで代替しましょう。「5.保守に関する項目」についても、保守契約やその後の運用に関わることになりますから、ここでは一旦、後の解説としましょう。

　すると、残った項目は、以下の三つになります。

　　1．ハードウェアに関する項目

　　2．ソフトウェア/業務アプリケーションに関する項目

　　3．導入作業に関する項目

　とはいえ、まず0．として基本的な考え方を示したほうが、いきなりハードウェアの項目を書き始めるよりも自然です。前述のとおり、基本計画を活用しましょう。基本計画の中から、システム更新の目的などを抜粋して貼り付け、その上で、「詳細は、別途添付の基本計画をご覧ください」と記載しておけば大丈夫です。

6-3　要求仕様書は外部に向けた資料

　この要求仕様書を見れば、システム会社が誤解なく見積と提案を作ることができるということが重要です。

　したがって、**要求仕様書は、外部向けの資料**だと思って作成してください。当然、**医療機関の中だけで通じるような用語は使わない**ようにしましょう。例えば部署名や申請方法、医療機関の職員であれば知っているようなことでも外部の関係者がわかる書き方をすることが重要です。略称などは特に注意が必要となるでしょう。

　システム会社が確認しやすいように、また質疑のやりとりを円滑にするために、各項目に番号をつけるなどの配慮も重要です。

6-4　要求仕様書とRFP

　前述のとおり、要求仕様書は、基本的には医療機関が必要と考えた機能などを羅列したものであり、その目的は、システム会社に提示して、よい提案と正確な見積をもらうことにあります。

　ITの調達に関わる用語として、システム会社への提案依頼書を指すRFP（Request for Proposal）があります。

　医療情報システム以外の分野では、要求仕様書とRFPを分けて表現することもありますが、医療情報システムのやりとりにおいては、要求仕様書をそのままRFPに利用することが多いため、RFPの資料が要求仕様書である、と考えて差しつかえありません。

6-5　要求仕様書の書式

　要求仕様書は、本書では、「すべての項目が実現できるわけではないものとして扱う」と述べました。したがって、要求仕様書のどの項目が実現できるのかをシステム会社が判断して、できる項目・できない項目を回答してもらう必要があります。

　図表6-1のように各要求項目に対して、一つ一つ○×で回答できるような書式にしましょう。

I　現状分析・基本計画策定

II　要求仕様書作成

III　システム会社選定・契約

IV　システム構築

V　確認・稼働

図表6-1　要求仕様書例（ハードウェア）

大項目 （カテゴリ）	中項目 （区分）	項番	要求内容	回答（○×、一部 可能の場合は△）	備考
1 ハード ウェア	1 サーバ 周辺	1	すべてのサーバ電源は冗長化さ れていること。	○	
1 ハード ウェア	2 PC	1	・CPUはCorei7 3.4GHz、ス レッド数XX以上であること。 ・メモリは16GB以上であること。 インターフェースは、USBポート が3つ以上あること。 ・PCのスペックは、通常他の医 療施設で問題なく稼働している スペック以上であること。S/W 導入する各ソフトウェアの推奨 スペック以上であること。	○	

　図表6-1では項番を付けて、わかりやすく整理しています。

　実際の資料では、**図表6-1**にあるような項目が、数千行にわたって記載され、かつ多くの人が目を通す資料であるため、表のように大項目・中項目を設定して、検索しやすくするなどの工夫が必要です。

「数千行なんて無理だ」と不安になるかもしれませんが、本書では、省略できる内容や簡易化などの効率化の方法も詳しく説明します。

　ただし、省略していない基本の資料がどのようなものであるかを理解しておくことも必要です。丁寧に記載するとどうなるか理解した上で、時間や人数の制限から、どのくらい簡易化するかを判断していきましょう。

6-6　ハードウェアに関する要求仕様項目

　図表6-1を詳しく見ていきましょう。大項目はハードウェアですから、ハードウェアに関する要求項目を記載します。事例では、まずサーバ電源の冗長化を求めています。冗長化とは、二重になっていることです。つまり、「電源モジュールに不具合があったときにも、電源が落ちることなく、冗長電源により

運用継続できるサーバを納品しなさい」ということを示しています。

　それに対して、システム会社の回答欄があり、○がついています（要求仕様書作成時点では空欄です）。ちなみに、システム会社の回答として、「すべてのサーバではなく、電子カルテシステムなど限られたシステムのみを冗長電源とする」提案がされる場合は、△の回答となり、備考欄にその旨を記載してもらうことを想定した表になっています。ハードウェアの記載については、すべてのサーバに対して要求しているのか、一部の特定のサーバに対する要求なのか、わかるようにしていく必要があります（中項目参照）。

　どの程度細かく書くかは、医療機関の現行システムの構成により、異なるでしょう。以下に、**図表6-1**の２項目目（PCに関するハードウェア要件）を例にとり、どのように書き方を工夫したかを示します。

大項目 （カテゴリ）	中項目 （区分）	項番	要求内容	回答（○×、一部 可能の場合は△）	備考
1 ハード ウェア	2 PC	1	・CPUはCorei7 3.4GHz、スレッド数XX以上であること。 ・メモリは16GB以上であること。インターフェースは、USBポートが3つ以上あること。	○	

　この項目では、要求内容の一つ目の項目として、CPUやメモリなどPCのスペックが書かれています。しかし、どんなにPCに詳しくても、導入されるアプリケーションなどの動作にどのように影響するか、保証できるものではありません。逆に動作保証のスペックがわかることもありますが、最新の機種でない場合は、ロースペックなものとなってしまいます。結果、医療機関側の担当者がスペックをあらかじめ指定することは難しいと言わざるを得ません。

　そこで、筆者は**スペックを具体的に記載すること自体をやめました**。公的、民間を問わず、詳細なスペックを記載していません。

　その代わり、この項目の主旨は**業務アプリケーションが円滑に動くこと**ですから、そのように記載しています。具体的には、「・PCのスペックは、通常他

の医療施設で問題なく稼働しているスペック以上であること。かつ、S/W推奨スペック以上であること。」と記載します。

「S/W」がソフトウェアの略称であることが通じない可能性を考え、ここもさらに修正し、「導入する各ソフトウェア」としましょう。

大項目 （カテゴリ）	中項目 （区分）	項番	要求内容	回答（〇×、一部 可能の場合は△）	備考
1 ハード ウェア	2 PC	1	・PCのスペックは、通常他の医療施設で問題なく稼働しているスペック以上であること。導入する各ソフトウェアの推奨スペック以上であること。	〇	

　業務アプリケーションについては、提案者がどのような業務アプリケーションを提案するかわからないわけですから、推奨されるスペックも提案者にしかわかりません。

　ハードウェアのスペックは、画面展開スピードに影響することがあります。それはまた別項目において、画面展開スピードの要件として「3秒以内に画面展開する」のように記載し、ハードウェアのスペックを定めるような記載は、あまり書かない傾向があります。ただし、スペックをまったく書かないのではなく、懸念がある部分（二重化などのセキュリティなど）については、記載するほうがよいと考えます。

6-7 ソフトウェア／アプリケーションに関する要求仕様項目

　続いて、ソフトウェアの要求仕様項目を解説します（**図表6-2**）。

　ハードウェアと同様に、事例に近い形で示しています。

　ソフトウェアは、業務アプリケーションを含む要件となりますから、最も皆さんの関心の高い要求項目でしょう。

　図表6-2では、「基本項目」として、すべての業務パッケージに対する要件を

図表6-2　要求仕様書例（ソフトウェア）

大項目 （カテゴリ）	中項目 （区分）	項番	要求内容	回答（○×、一部 可能の場合は△）	備考
2 ソフト ウェア	1 基本項目 （すべての業 務アプリケー ションに対す る要求項目）	1	ID、PWおよびその他の何ら かの認証において、ログイン できること。	○	
2 ソフト ウェア	2 電子カル テシステム	500	○○オーダの結果について、 別途ログインせずに部門シス テム側の結果情報が確認でき ること。	○	
2 ソフト ウェア	10 電子カル テシステム	670	患者のアレルギー情報を登録 する画面で、30文字以上を入 力できる枠があること。なお、 更新した場合、更新した日時が わかるようになっていること。		

記載しています。また、表のように、「基本項目は、すべての業務アプリケーションを対象とした要件である」ということも、わかるように書いておくことが必要です。

　要求内容には「ID、PWおよびその他の何らかの認証において、ログインできること。」という要件を例として挙げています。このように、どのシステムでもそれが必要であるというものについて、記載します。この基本項目がないと、すべてのシステムの項目にログインのことを書く必要がでてきてしまいます。

　続いて、電子カルテシステムの要件を二つ挙げています。

　一つ目は「○○オーダの結果について、別途ログインせずに部門システム側の結果情報が確認できること。」です。このような要求については、部門システム側で記載するのか、電子カルテ側で記載するのか、迷うところでしょう。答えとしては「どちらに記載しても問題ない」です。記載している要求内容により、その要求の流れのようなものもあると思いますから、読み手がわかりやすいと思うほうに書けばよいと思います。

二つ目は「患者のアレルギー情報を登録する画面で、30文字以上を入力できる枠があること。なお、更新した場合、更新した日時がわかるようになっていること。」です。こちらは、あまりよくない事例として示しています。
「なお、〜」以下の文は、前の文が前提となっているため、別の要件になっています。つまり、一つの枠に二つの要件を記載してしまっています。両方の要件が満たされて当然ということであれば、あまり問題にはなりませんが、基本的には、一つの枠に、一つの要件を示すことを推奨します。
　この理由は、回答がシンプルになるからです。複数の要件が入っている場合、回答が△や×となってしまうケースが増え、どの部分が△なのか×なのか、備考欄を丁寧に読まないとわからないという手間がかかります。医療情報システムの導入は時間との勝負であるため、誤解なく・手間なくすることが重要です。したがって、わかりやすい表現になるよう、一つの要件ごとに分けて記載しましょう。
　事例では、「患者のアレルギー情報を登録する画面で、30文字以上を入力できる枠があること。」と「患者アレルギー情報を更新した場合、更新した日時がわかるようになっていること。」の二つに分けて記載すれば、問題ありません。

■ 6-8　導入作業に関する要求仕様項目

　ハードウェアについての項目やソフトウェアについての項目は、コツはあれど、想像しやすいものでした。一方、SEなどが行う作業に関する要件は、一般的には想像しにくいものでしょう。
　医療情報システムをあまり知らない一般の職員にとっては、医療情報システムを家電のようなものと想像しがちです。つまり、パソコンなどを設置したらすぐに電子カルテシステムが使えると誤解されることが多いのです。
　当然ですが、実際は、医療情報システムは家電とは違い、設置してコンセントを指すだけでは使えません。システムをインストールする必要もありますし、諸々の設定も必要です。また、コンセントについて言えば、電源をとることに

ついても作業者が作業する項目です。電源サーバは、コンセントも特別なものが必要なケースが多いのです。電源トラブルにあっても、無停電電源装置（UPS）などを設置して、停電時に安全にシャットダウンできる設定も必要ですし、それらも他の設定なしでは、そのままでは利用できません。

このように、医療情報システムとは、複雑な設定をして、運用を検討して、念入りな打ち合わせの末にやっと構築が完了し、それでもなお操作研修や運用リハーサルのような訓練を重ね、初めて利用できるものです。その一つ一つには、人、つまりシステム会社のSEなどの技術者が介在し、皆さんと協議して進めてしていくものです。

システム会社の作業を、要求仕様書に記載していくわけですが、具体的には、システムをハードウェアにインストールすることから、マスタの設定方法などを教えること、操作指導すること、システムがきちんと動くか確認することなどを要求しなくてはいけません。それら作業のレベル感にギャップが生じないように文書で確認していくのです。**図表6-3**に例を示します。

図表6-3の2項目目では、サーバの設置作業について記載しています。ここではネットワークや電源の工事は調達範囲外であると想定し、その役割分担を明確に記載しています。役割分担については、調達時の事情によって異なりますので、事情を勘案して記載することが必要です。

電子カルテシステムを取り扱っているシステム会社であれば、ネットワークや電源工事についても、下請けとなる事業者をもっていて、提案してくれるところも多いです。電子カルテシステムなどと一括で調達できれば、サーバに必要な電源容量などの調査にかかる手数が少なくなり、効率的です。

また、情報部門とは別に、施設独自に、施設課や総務課の名目で施設の電源などの管理をしている部門があることが一般的です。そういった部門に相談して、既存の事業者に相談することもよいでしょう。

それぞれ、ネットワークとシステム構築の事業者を別に発注する場合の注意点もありますので、本章末コラムで解説します。

図表6-3の3項目目では操作研修についても記載しています。この時点で

は、あまり具体的に記載できないことも多いでしょうから、そういった場合は、システム会社から提案するように記載することもできます。

　稼働時の立会いについても、4行目に記載しました。通常、稼働の前後は何らかのトラブル対応が必要になる可能性が高いと思います。

　そこで、多くの場合、システム会社に立ち会ってもらいます。それも、稼働当日だけでなく、複数日にわたって、サポートしてもらうような仕様にすることが多いと思います。当然、作業費用に関わってくるところですので、後になって「どの程度立ち会いをするか」を検討するのではなく、しっかりとここで書

図表6-3　要求仕様書例（作業）

大項目 （カテゴリ）	中項目 （区分）	項番	要求内容	回答（○×、一部 可能の場合は△）	備考
3 作業	設置作業	1	ハードウェアは、基本的なソフトウェアのインストールやネットワークの接続などを含めて、運用するために必要な動きをする状況で納品/引き渡しされること。電源およびネットワークは当院で準備するため、当院の電源・ネットワークと接続すること。ネットワーク機器以降に必要なケーブルは準備すること。		
3　作業	設置作業	10	サーバ室において、サーバ電源は、分電盤までの工事を当院業務としている。それ以降の配線・機器接続を行うこと。		
3　作業	操作研修	1	操作研修をX回以上行うこと。詳細は当院と協議の上、他施設での成功事例をもとに提案すること。		
3　作業	稼働	1	稼働前後の12時間は当院に複数の主たるメンバーが待機すること。稼働後1週間以上、午前中を中心にSEが当院で待機できること。		

いておくとよいでしょう。

　前述のとおり、SEも人材不足ですから、その後の立ち会いに来ることができないような、他業務を入れられてしまうこともあります。最初から約束しておくことで、SEのスケジュール確保にもつながります。

　図表6-3に記載した、1週間の立ち会いで、しかも午前中が中心ということであれば、小規模な医療機関でない限り、受けてもらえる常識の範囲内と考えられます。また、このように具体的に日数や待機場所が現地であることなどを指定しておくと、逆にできない場合はどのように対応するのか、具体的な提案をシステム会社からもらいやすくなります。

　注意点としては、「立ち会いは午前中を中心に立ち会うよう書いたけれど、やはり、それでは足りない」ということが後から出てくることです。これは医療機関によりますので、本例にとらわれず、安定性や規模などを勘案して記載しましょう。当然、ここでの記載は安定稼働している前提です。安定稼働していない場合（システムが利用できない状況などになってしまった場合）は、より多くの立ち会いや作業が発生することがありうるという前提条件も記載するとよいでしょう。

■ 6-9　要求仕様書作成のプロセス

　要求仕様書の作成の解説にあたり、ここでプロセス全体の流れをまとめておきます。**図表6-4**を見てみましょう。

　要求仕様書作成はまず機能要求するための材料を集めることから始まります。次にその結果をとりまとめて要求仕様書案とし、さらにそれをシステム会社に確認してもらい、追加提案や修正提案をもらいます。それらの結果を踏まえて、要求仕様書を最終化します。

　これが、最も一般的に行われている要求仕様書の作成プロセスです。

　最初の情報収集は、アンケートやヒアリングによって行われます。最近ではWeb上のアンケートで回収を効率的にすることが多いです。アンケートの対象

I　現状分析・基本計画策定
II　要求仕様書作成
III　システム会社選定・契約
IV　システム構築
V　確認・稼働

図表6-4　要求仕様書作成の一般的なプロセス

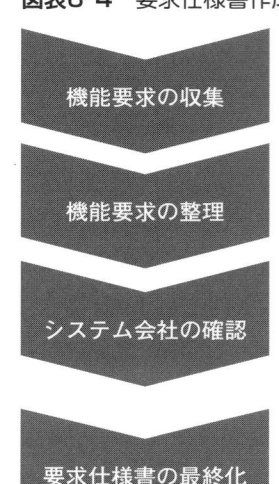

機能要求の収集
- ■担当職員などからの情報収集を以下の流れに沿って行う
  - ①アンケート
  - ②ヒアリング

機能要求の整理
- ■収集した要求を、内容により区分けするなど整理して記載する
  - ➤要求仕様書案の作成

システム会社の確認
- ■システム会社に内容を確認する
  - ➤RFIの実施
  - ➤個別問い合わせ
- ■確認結果として、提案や修正依頼を収集する

要求仕様書の最終化
- ■要求仕様書を以下の流れで最終化する
  - ①各担当者に確認する（システム会社の提案組み込みや追加修正を検討する）
  - ②承認する（委員会や経営会議にて承認する）
  - ③公示資料/システム会社に連絡する要求仕様書の書式に変更して最終化する

は、各部門の責任者や担当者とすることが一般的です。

　対面でしか得られない情報ややりとりの結果で要求の内容が把握できることも多いため、資料上だけでなく面談によるヒアリングの実施も欠かせません。たいていは、情報部門の方（要求仕様書のとりまとめを担っている方）が、各部門にヒアリングします。

　そこで得られた結果を文書化し、要求仕様書案としてとりまとめます。

　とりまとめられた要求仕様書案は、医療機関の内部の勝手な意見だけになることも多いため、提案者であるシステム会社にも確認してもらいます。

　提案者であるシステム会社への確認方法については、RFIと呼ばれる手法があります。RFIについては後述しますので、ここでは、単に、公示して案内し、意見を求めるものと理解ください。当然、広く公示してシステム会社から意見を求めることはせず、個別にシステム会社に相談して確認してもらうことも多いです。

　システム会社からもらった提案や追加修正内容、それから当初の情報収集から時間も経っているため、各部門担当者などに確認してから、最終化します。その後、内部で（委員会などで）承認を受け、要求仕様書として仕上げます。公的な医療機関であれば、要求仕様書は今後、公示資料の一部となりますから、公示する資料として問題ない書式に修正する必要もあるでしょう。

　以上が一般的な流れとなりますが、もう少し効率的にするために、**図表6-5**のようなプロセスで進めることも考えられます。

　図表6-5では、最初に機能要求の整理をしています。情報部門でまずたたき台を作ってしまうという案です。

図表6-5　要求仕様書作成の効率的なプロセス案

機能要求の整理	■各部門担当者の確認前に前回要求仕様書などをベースにたたき台を作成する ①要求仕様書案=たたき台の作成 ②たたき台を配布してアンケートやヒアリングに備えてもらう
機能要求の収集	■情報収集を以下の流れに沿って行う ①事前にたたき台となる要求仕様書を見てもらい、変更・追加点を考えてもらう ②アンケート ③ヒアリング
システム会社の確認	■システム会社に内容を確認する ≻RFIの実施 ≻個別問い合わせ 　確認結果として、提案や修正依頼を集める
要求仕様書の最終化	■要求仕様書を以下の流れで最終化する ①各担当者に確認する（システム会社の提案組み込みや追加修正を検討する） ②承認する（委員会や経営会議にて承認する） ③公示資料／システム会社に連絡する要求仕様書の書式に変更して最終化する

というのも、たたき台があり、具体的に案が書かれていると、それに基づいて、アンケートやヒアリングで具体的な意見が出やすく、しっかりと欲しい機能がヒアリングできるため、このような手順を提案しています。

　慣れていない職員が実施する分にはこちらのほうがよいでしょう。慣れていない職員がたたき台をいきなり作ることができるのかと思うでしょうが、展示会や一般的なシステム会社の紹介を受け、ある程度情報部門でたたき台を作ることはできます（作り方は次節参照）。前回の要求仕様書が適切であれば、それを土台として修正することから始めてもよいでしょう。

　それでは、順を追って要求仕様書の書き方を見ていきましょう。

6-10　要求仕様書の書き始め

　本書では、なるべく手間をかけずに、システム稼働までのプロセスをこなしていく視点で、手間を省くコツを補足しながら解説しています。

　要求仕様書においても、手間を省くコツがあります。

　本来であれば、白紙から要求仕様書を作るほうがよいと思います。しかし実際には効率的に作成するために、たたき台を用意して、それを修正していくことはよく行われています。要求仕様書のたたき台となりえる資料には、以下のような資料が考えられます。

要求仕様書のたたき台となりえる資料

・システム会社から提供される要求仕様書、パッケージ標準仕様書
・現行システム導入時の要求仕様書
・その他から入手した要求仕様書

システム会社から提供される要求仕様書、パッケージ標準仕様書の活用

　システム会社から提供される要求仕様書は、そのシステム会社が販売するパッケージの標準仕様書になると思います。

あくまでたたき台ですので、そのまま利用すると、そのシステムのパッケージでできることが書いてあるだけ、ということになりますから、医療機関が求める項目にはなっておらず、また、複数システム会社を比較する場合に活用しにくいものとなることは、デメリットとして認識しておく必要があります。

当然、ハードウェアについては、記載が少ないことが多いです。ハードウェアの台数や種類は医療機関により著しく異なっているため、その部分は、提供されないことが多いかもしれません。

システム会社の資料は、抜け漏れを確認するための資料としても使えそうです。特に、ソフトウェアについて機能要件の抜け漏れを確認するために活用しやすいと思います。例えば、システム会社の資料に「患者情報として、初診受付時に、患者氏名、保険番号、住所、性別、備考コメント、家族構成が入力できる。」などの要件例があった場合に、現状の運用で患者登録時にどのような内容を入力しているかを確認するヒントになりますし、その内容についても過不足を確認しやすい資料になると思います。

現行システム導入時の要求仕様書の活用

現行システム導入時に、要求仕様書を作成している場合は、それをベースにして、次期医療情報システムの要求仕様書を作成することが多いです。プロであるコンサルタントでも、現行システムの要求仕様書を見ながら、新しい要求仕様書を作成するケースは多々あります。

前回の要求仕様書作成時に、現行システムのシステム会社がそれに対して、これは○（できる）、×（できない）という回答をしている記録が残っていることがあります。その当時はできなかったものも、5年も経てば可能になっていたりするものです。

また、現行システムの機能がどのようなものであるかを整理するにも、過去の要求仕様書の各項目について確認していくことは非常に有効であるため、活用しない手はありません。

ただし、現行システム導入時の要求仕様書が偏ったものであったりする場合

は、修正量が多くなります。

　現行システム導入時の機能を確認すると、当時、なぜこんなことを希望したのだろうという項目も出てきます。また、希望して導入してもらった機能であるのに、実際はあまり使わなかった機能もあるでしょう。そういった項目を修正していくことになります。加えて、新たに依頼する項目も多くあるはずですので、それらも修正・追加していきます。

その他から入手した要求仕様書の活用

　グループ病院などがある場合は、他の病院の要求仕様書が入手できることもあれば、何かのコネクションで、要求仕様書が手に入ることはあると思います。

　白紙から作成する場合でも、何かヒントになると考え、入手することも多いでしょう。しかし、出自の不明なものや、作成背景がわからない資料は、どこかのシステム会社のものであることや、クオリティに偏りがあることも多いため、注意が必要です。

　コンサルティング会社から要求仕様書を提供されることもあります。実際、標準的な内容だけをあっさりと書いている要求仕様書の骨格など、筆者がかつて作成したものが手元にあります。そこに、専門のコンサルタントがヒアリングなどの調査をして、記載を追加・修正していくことで活用することがあります。しかし、要求仕様書のテンプレートは、作成者のクセが出やすいため、使いやすさはあまり期待できないでしょう。

　そもそもコンサルタントが入っている場合には、要求仕様書はそのコンサルタントが作成する契約になっていることが多いと思いますので、要求仕様書だけを入手するというケースは稀でしょう。

たたき台から作りこむ場合の注意点

　以上が参考資料をたたき台として使って、要求仕様書作成作業を短縮する手法です。念のため、以下に、たたき台を利用する場合の注意点をまとめておきます。

・特定のシステム会社に偏っていないかを注意して確認すること。

・必要のない項目や追加すべき項目があるという前提で確認すること。

6-11　RFI

　要求仕様書が一通り完成したら、内部で確認し、システム会社に提示しましょう。

　スケジュールに余裕があれば、RFIを実施することが好ましいと思います。RFIは、Request for informationの略で、情報提供を依頼することです。正式な回答ではなく、要求仕様書もこれが最終版ではなく、意見を取り入れて変更していくことが前提となります。

　システム会社は、「書き方を少し変えれば実現できるのに」という回答を提案する場合があります。例えば、「検査システムの受付患者一覧初期画面から、患者単位で検査オーダの進捗が一覧でわかること」に対して、「受付患者一覧初期画面」を外せば対応でき、それでも他施設で問題なく運用しているという意見もあわせて提案してもらうことができます。

　また、どこのシステム会社でも実現できないようなことは記載しても仕方がないということで、削除したり記載方法を変更したり、最終調整を検討する余地があります。

　RFIは重要です。内部に専門家がいたとしても、複数人の専門家がいない場合は、その専門家１人が要求仕様書を作成していることが多く、そうなると、それを客観的に確認できる職員がいないということになります。ライセンス数や部門システムとの接続要件などの基本事項がまるまる抜けていた、ということも考えられます。そのため、外部の視点で確認するためにも、システム会社にチェックしてもらえるRFIというしくみは、積極的に活用することが好ましいと考えます。

　RFIというと、少しおおげさに聞こえるかもしれません。同時にいくつかのシステム会社に依頼して正式に実施することもよいかもしれませんが、よりカ

ジュアルに、電子メールなどで要求仕様書の途中版としてシステム会社の担当者に送って、意見を聴くなどのやりとりをすることでも、参考となる助言や意見、質問のやりとりができるものです。その場合、他のシステム会社に不公平な対応とならないような配慮が当然必要です。

■6-12 要求仕様書に必要な、漏れやすい内容

　基本計画書と要求仕様書は、システム会社がそれを見て、内容を確認し、見積や提案をできる状態にしなければなりません。

　情報の抜け漏れがあると、勝手な想定での見積・提案となり、誤解が生まれたり、機能しない提案などの原因となります。

　筆者の経験から、要求仕様書に書き漏らしがちな内容について、以下に共有します。

要求仕様書に書き漏れやすい内容、適切でない表現

・ネットワーク要件がない。

・保守要件がない。

・現行システムのデータ移行についての要件がない（データ移行するデータの内容、期間、データの形式など）。

・オーダの要件と、オーダを受ける部門システムの要件に矛盾があり、どちらが正しいかがわからない。

・ライセンス数が無制限となっており、カウントしないと見積が作れないアプリケーションのことが考慮されていない。

・接続する機器、部門システムとの接続が網羅的に書かれていない（接続概念図などがない）。

・要求する機能の書き方が曖昧で、どのようにでも解釈できる。

　以上の注意点を確認して、最終化しましょう。特に機能の書きぶりについて

は、要求した部門の職員以外の人が読んだときに意味がわからないものになっていないか、十分に確認することが重要です。

FAQ

質問　要求仕様書で、記載内容すべてを実現してもらうことを念頭に記載したいと思っています。とはいえ、要求仕様書が要求だけであって、実現できないことばかりにならないようにしたいと思うのですが、その時の注意点を教えてください。

回答　本書では、「要求仕様書は、システム会社を選ぶもの」と位置づけています。実現できることばかりになると、各システム会社のどのパッケージが自身の医療機関にマッチしたものか差がつかないため、本書では、要求すべてを記載することとしています。

　実現できることのみを記載するとなると、システム会社が複数社存在する場合、どうしても「あるシステム会社にはできて、あるシステム会社にはできない」という部分が抜け落ちてしまいます。それでも結果は同じであることが多いのですが、**要求仕様書に書いていないことは、契約内容に盛り込まれないこともあります**から、「システム上、利用できるはずの機能」を使うための設定（するための調整やコスト）が追加で必要になるなどの懸念があります。

　無理にすべて実現する前提で推し進めると、システム会社が提案しないという判断をすることもあります。また、提案したとしても、本来は実現できないようなことを条件付けして、本来の意図とは異なる形で実現するなど、システム設計上あまり効率的ではないものになる可能性もあります。

　以上のことに留意しながら、要求仕様書を作成する必要があると考えます。

分割発注のメリット、デメリット

　医療情報システムの調達を一括して調達するのではなく、分割発注すること
もあります。

　医療情報システムの保守期限がずれているために、タイミングをずらして導
入することも分割発注と言えなくもありませんが、ここでは、一斉に稼働する
ために必要でありながら、調達を分けることについて解説します。

　複雑な事情や慣習があり、ハードウェアやネットワークを分けて調達するこ
とがあります。他にも、予算管理上、一部の部門システムを分けて調達しなけ
ればならなかったり、補助金などを利用する場合に、その部分のみを分ける必
要があったり、様々な事情が背景にあり、やむをえず分割発注することもあり
ます。

　分割調達は手間がかかります。手間がかかるとなれば、スケジュールも余裕
をもたせる必要があります。医療情報システム導入・更新作業は、限られた時
間で、どこに時間を使うかの戦いです。**分割発注のために、時間が割かれるこ
とはあまり歓迎できないことでしょう。事務手続きの手間も多くなるとミスも
多くなり、後述のようにメリットもありますが、分割発注しないことが多い**と
感じています（**図表6-6**）。

図表6-6　分割調達のメリット、デメリット

メリット	デメリット
部分的に競争環境を作り、よりよい提案や価格競争が期待できる。	・ソフトウェア・システム作業を担当するシステム会社とのやりとりに手間がかかる。 ・責任分界点を設定することが困難で、実際のトラブル時には双方の協力が必要となる。 ・調達・契約の手間がかかる。

　また、２社に別発注すると、その間をとりもつ必要が生じるため、**責任分界点を設定しておく必要があります。トラブル時は、どちらかに押し付けることがないよう、調査・判断して、復旧作業をしなければなりません。**

　一つのシステム会社が先頭に立っている場合は、そこがすべての責任をもってコントロールしてくれますが、分割して契約した場合は、医療機関がそのコントロールをしなければなりません。以上がデメリットとなります。

　一方、メリットもあります。より細かい単位で提案事業者を選定できるため、一括契約先のシステム会社が選定するネットワーク事業者ではないところと契約できますし、ネットワーク以外においても、部分的に細かく競争環境を作ることができ、よりよい提案や価格競争が期待できます。

第7章

システム機能確認

要求仕様書の作成前後のタイミングでは、要求仕様書に盛り込む機能を考えるため、選定するパッケージに、どのような機能があるのかを確認して進める必要があるため、専らシステム会社に機能確認して進めます。

そこで、本章では機能確認の方法について解説します。まず、どのような調査を進めればよいかから説明します。

7-1　機能確認のための調査方法

導入するパッケージを検討するため、システム会社に確認する場合、以下の方法があります。

- ・デスクトップリサーチ
- ・展示会
- ・勉強会・デモンストレーション
- ・見学会
- ・個別相談
- ・RFI

デスクトップリサーチ

そもそもどのようなシステム会社があるのかがわからない場合、インターネットや文献、もしくは書籍・論文などにより、確認することになります。通常誰もが自然と行うことですが、あえて一つ目の方法として示しています。

一方で、一定の知識を持った方は、自身の知識の範囲内でシステム会社を探

すことも多いと思いますが、ご自身の知識が偏っている可能性もあるので、インターネット検索などで確認することも重要です。特に、知識を得たタイミングから、かなり時間が経っている場合は、検討するシステム会社やその機能が著しく変わっていることもあります。基本に立ち返って、一般的な情報から調べてみることも有効です。

　アプリケーションのパンフレットの取り寄せなども効果的です。デスクトップリサーチで一定の情報収集はできるでしょう。

▌展示会

「国際モダンホスピタルショウ」など、いくつかのイベントがあります。2024年には、東京ビッグサイトで開催されたこのイベントに3万人を超える来場者が集まり、258企業・団体が出展したと報告されています（国際モダンホスピタルショウ2024開催結果より「国際モダンホスピタルショウ2024　実施報告」(noma-hs.com)）。

　展示会は他にも多くありますので、タイミングが合えば、積極的に参加してみましょう。いくつかのアプリケーションを一度に確認できるチャンスとなります。

　筆者のチームのコンサルタントたちは、大きな展示会ではクライアント（医療情報システムを一緒に導入検討することを考えている医療機関の皆さん）と一緒に会場をまわって、「このシステムがいい」などの気づきを共有します。機会があれば、システム会社を紹介するなどして、有効に場を使わせていただいています。

　医療情報学会などの学会においても、展示スペースがあります。ただし、アプリケーションの宣伝が主となるイベントではないため、先に紹介した展示会とは違い、学術発表の展示が多くなります。それでも、実際にシステム活用した結果などの研究発表も多く、情報収集に有効と考えます。

▌勉強会・デモンストレーション

　先の二つ（デスクトップリサーチと展示会）は、システム会社自体を探すことに

I　現状分析・基本計画策定

II　要求仕様書作成

III　システム会社選定・契約

IV　システム構築

V　確認・稼働

有効ですが、これは、確認したいシステム会社がわかっている状況で実施するものです。

　その他の方法として、システム会社に対して、勉強会・デモンストレーション（以下デモとする）を依頼してみましょう。多くは、進んで説明してくれることでしょう。

　一通りの一般的な説明を受けるだけでは効率的でないと考える場合は、事前にどのようなことが聞きたいかの質問（例えば、導入実績として具体的な医療機関の名前を知りたいなど）を投げておくことで、効率的なやりとりが期待できます。

　開催日や参加者などの内部調整も必要となりますので、デスクトップリサーチなどに比べて、一定の手間がかかります。

　例えば、ある病院では、複数社での勉強会・デモをすることにしました。2社の電子カルテシステム会社に依頼するとともに、文書管理システムのシステム会社にも同時に2社に声をかけ、1日で一斉に確認できる環境にしようと手配しました。その結果、持ち込みのデモ機器の受け取りや会場への運び込み、会場の確保、職員が1日中張りつく体制の構築、アンケートの作成・回収などの作業が発生しました。

　参加者の人数にもよると思いますが、メリットもあるものの、このような手間もかかることを知っておく必要があります。

　勉強会やデモでは、医療機関職員からの質問とその回答のやりとりが発生することもあります。その記録の取り方や後日回答となった場合の担当者など、取り決めておく必要があります。

COLUMN

システム会社の説明、勉強会、デモのアンケートのみで評価しない

　多くの医療機関では、この情報収集の段階で、どのシステム会社にするかを端から決めてかかることをしがちです。

　主催者によっては、アンケートなどで評価を取り、その回答結果によって、次期システムを職員全員で決定しようという試みをすることも多いです。

　よく考えるとわかりますが、システム会社のプレゼン能力は、システム会社を選定するポイントではありません。デモにおいても、デモが快活でわかりやすいことは選定のポイントではないでしょう。

　また、限定的な説明だけではわからないことも多いものです。すばらしい機能であっても、実は多くの設定が必要であり、現実的には活用しにくい機能もあるでしょう。否定的な情報がわからない、限定的な情報だけを手に入れた時点で判断することになりますから、偏った意見や誤った判断になりがちです。

　デモでは、この段階での趣旨を参加者に伝えることが必要です。「どのシステム会社を選定したい」ということを目的にするのではなく、システム会社の特徴をとらえることや、どのような機能や使い方が必要になるかを確認する場として、目的を明確にすることが重要です。

　一方で、デモなどで実機画面を確認することで、よりリアルに理解できることも多いでしょう。魅力的な機能は、要求仕様書に記載するようにしたいので、アンケートをとるのであれば、どのような機能があればよいと思ったかなどを尋ねるとよいでしょう。

見学会

　ここでの見学会とは、他の医療機関を訪問して、その医療情報システムを見に行くことです。

　他の医療機関とコネクションがあれば、積極的に活用するべきです。システム会社など、セールスする側のポジショントークではない生の声が確認できます。グループの医療機関や近隣の医療機関などと懇意にしていれば、直接声をかけやすいでしょう。もし関係の深い医療機関が思いつかない場合は、システム会社に依頼して、見学先候補に取次をしてもらってもよいと思います。筆者もシステム会社の案内で、導入して動いているところを、たびたび見に行かせてもらっています。

　少し脱線しますが、医療機関同士の交流は、意外と少ないと感じています。特に、医療情報システムの担当者同士の交流は貴重です。見学会のような機会に信頼関係を築き、協力を得られるようにすることは、皆さん自身の仕事のパフォーマンス向上につながります。例えば、同じパッケージを導入する場合には、その効果は大きく、マスタの設定の方法やシステム会社とのやりとりなどについて、先駆者に質問できることは、何よりも心強いことです。

　ただし、**他の医療機関から発せられる言葉は重く取られやすいこと**に注意しましょう。冷静な医療情報システムの責任者であれば、「それは単に1人の考えであり、すべてに当てはまらないことも多い」ということも念頭に置いて話を聴くべきでしょう。

個別相談

　システム会社への個別相談も当然行います。特に現行システムを導入しているシステム会社に対して、個別相談することから始めることが多いと思います。

　また、検討したいシステム会社に対しても、時間が許せば、どんどん面談して、情報収集することが有効です。

　一方、システム会社と打ち合わせを多くすることは、当然時間がかかるわけで、その時間がなく、困っているということもあるでしょう。

　部下に任せて情報をまとめてもらう、外部のコンサルタントにまとめてもらう、先の事例のように展示会などの場で同時に情報をまとめるなど工夫して、時間を有効に使うことが肝要です。

▍RFI

　前述のとおり、RFIを実施することで、より多くの情報を得ることができます。これは医療機関側で、どのような内容を依頼したいか、ある程度まとまっていることが前提になります。RFIについては、前章の説明を参照してください。

▍相談したい内容に適した確認方法

　以上のとおり、様々な確認方法がありますが、以下、相談したい内容によって、どのような方法がよいか整理しました。

・漠然とした情報収集 ⇒ デスクトップリサーチ、展示会、見学会
・現行システムの不満点などを解決する機能を見つけたい ⇒ 勉強会、見学会
・システムのイメージを持ちたい ⇒ デモ、展示会、見学会
・複数のシステム会社から指定した質問に回答がほしい ⇒ RFI
・概算見積を依頼したい ⇒ 個別相談、RFI
・興味があるシステムについて確認したい ⇒ 勉強会、個別相談

7-2　システム機能確認時の注意点

　このプロセスでの注意点についてまとめました。

●一つの機能や1人の意見に固執しない

　一つの機能にこだわってしまうことで、大勢が見えなくなる可能性があります。特に病院見学において、「このシステムは、あそこの病院では成功した」あるいは「ここのシステムはダメだ」という生の意見に執着しがちです。単に一つの意見であることを理解する必要があります。

I　現状分析・基本計画策定

II　要求仕様書作成

III　システム会社選定・契約

IV　システム構築

V　確認・稼働

● 手間に見合う情報が得られるかを考慮しつつ選ぶ

どの方法も一定の手間がかかります。例えば見学日程を調整することや勉強会でも案内など手間がかかります。それに見合った情報収集ができるかどうかを検討する必要があります。

効率的に情報収集できる展示会やデスクトップリサーチがありますが、タイミングが合わないことや情報の粒度が期待に達しないこともあるため、様々な視点で、適当な方法を選択する必要があります。

● 要求仕様書を作成するという目的を忘れずに情報収集する

この段階では、次期システムのシステム会社は決まっていないことが前提です。この段階での情報収集結果は、要求仕様書に記載していく材料であると考えてください。単に見学などをして、「よかった」と口頭で感想を言い合うのではなく、資料としてまとめるという前提を忘れないことが重要です。

● この段階ではシステム会社を選択しない

本章コラムでも書きましたが、この段階ではシステム会社を選択しません。デモなどのアンケートや他施設の見学会で散見されますが、このタイミングでシステム会社を評価してしまうことには注意が必要です。あくまでシステムに求める内容を確認している段階ですから、偏った情報で意思決定して失敗しないよう心がけましょう。

FAQ

質問 市場に出ている業務パッケージの一覧など、「この本を読めばすべてのパッケージが掲載されている」というような参考文献はありますか？

回答 網羅性のある書籍などの参考文献は、思いつきません。調査レポートのようなものはいくつかあり、その中に、電子カルテのシステム会社が掲載されているなど、一定の情報があります。

　ただし、その情報が最新のものではないことが多く、資料として完成するまでの時間を考えると、具体的なシステム会社の種類やその導入実績は変化するため、本章で紹介したような手法で調査することをお勧めします。

第8章

調達資料作成

本章では調達資料の作成について説明します。調達するものは、医療情報システムです。医療情報システムを提供する事業者（専らシステム会社となる）と契約するための資料、平たく言うと、医療情報システムを選び、購入するための資料です。

ここでも、公的医療機関の事例から説明します。

8-1 調達資料の概要

調達資料の例

次の調達資料（公示部分）は、公的な医療機関で実際に調達資料として準備した資料のイメージです。

調達資料（公示部分）

１．**公示案内**

２．**調達説明書（入札説明書）**

    ① 調達・契約の担当部門

    ② 競争入札に付する事項

        ・件名　医療情報システム等

        ・履行期限　X年３月31日

        ・納入場所　当院指定の場所

        ・入札方法

　　　　　　　　落札者の決定は、総合評価落札方式をもって行うので、

　　❶入札者は、入札金額を記載した書類（以下「入札書」という。）
　　および総合評価に関する書類を提出しなければならない。

　　❷入札者は、仕様書に定める業務の履行に要する一切の諸
　　経費を含め、契約金額を見積もるものとする。

　　③　競争参加資格

　　④　入札書および総合評価に関する書類の提出場所等

３．要求仕様書

４．誓約事項

５．提出フォーマット

　　①　質疑するためのフォーマット

　　②　参加申込書

　　③　入札書

　　④　入札手続きに係る資料

６．契約書

７．参考資料

　これまでと同様に、各項目を解説した上で、民間医療機関などそれほど手間
をかける必要のない医療機関向けに、どのように簡略化するかを説明します。

▎調達資料の各項目

１．公示案内

　シンプルな入札の案内となります。他の資料とは分け、この入札に関心のあ
る事業者は、この公示案内を見て医療機関に資料を送ってほしいという依頼を
します。

　医療機関はそこで初めて「２．調達説明書」以下の他資料を送付します。そ
うすることで、関心をもってくれた事業者の数などを前もって把握することが
できます（医療機関によっては２．以降も最初から公開している場合もあります）。

２．調達説明書（入札説明書）

システム会社を選定するためにどのような方法をとるのか、どのような申請が必要なのか、調達に関わる内容がほぼ網羅されているものです。

ここにすべてのスケジュールや選定方法なども書かれていますので、内容は、多岐にわたります。それぞれの項目に分けて説明していきます。

① 調達・契約の担当部門

担当部門の名前を記載します。

② 競争入札に付する事項

以下の内容を記載します。

・件名　医療情報システム等

・履行期限　X年３月31日

・納入場所　当院指定の場所

・入札方法　（記載例）落札者の決定は、総合評価落札方式をもって行うので、入札者は、入札金額を記載した書類（以下「入札書」という。）および総合評価に関する書類を提出しなければならない。入札者は、要求仕様書に定める業務の履行に要する一切の諸経費を含め、契約金額を見積もるものとする。

③ 競争参加資格

この調達に誰でも参加できるわけではなく、この参加資格が必要であるということを記載します。一定の資格や実績をもっていることを条件として記載することもありますし、実施体制や事務所が近くにあるなどの条件をつけることもあります。

④ 入札書および総合評価に関する書類の提出場所等

入札に必要な資料の提出場所や提出期日、提出方法などを記載します。紙での資料提出の場合は、部数なども記載します。

３．要求仕様書

　要求仕様書は前章で解説したとおりです。本書で推奨している、すべての項目に対して回答を要求するような要求仕様書であれば、その回答の仕方や回答例も記載する必要がありますので、あわせて説明しましょう。

　また、要求仕様書は、紙ではなく、データでやりとりして集計しやすいようにすることが一般的です。

４．誓約事項

　過去に規則違反がないかどうかなどの参加資格をまとめています。「③競争参加資格」と同じ参加資格なのになぜ別に書いているのかと思うかもしれませんが、調達説明書の中に記載される競争参加資格には、調達内容独自の参加資格と、すべての入札時に必ずつけるものとがあります。すべての入札で利用される条件は、どの調達でも活用できるように、別紙で用意されることが多いため、今回の説明でも別紙として示しています。

　民間医療機関の場合は、内規に特に条件がない場合は、誓約事項はこの時点で不要とし、示さないことが多いと思います。

５．提出フォーマット

　入札依頼時には、以下のような資料を添付することが多いです。

　　　① 　質疑するためのフォーマット
　　　② 　参加申込書
　　　③ 　入札書
　　　④ 　入札手続きに係る資料

　調達時に内容について質問を受け付けることが一般的ですから、そのためのフォーマットがなければ、電話やメールなどバラバラの形式で質問が届き、管理が難しくなりますので、質疑するためのフォーマットはできれば決めておきましょう。

「入札手続きに係る資料」とは、入札資格のある本人ではなく、担当者が代行して入札することも多いので、その代理入札の資料が必要になります。

　最近では、すべての資料が電子化されていることもあります。効率的に、データで記載できるようにしておくと提案者に対して親切な対応になると思います。

６．契約書

　入札の場合は、開札後すみやかに契約することを前提にしている場合もあります。そこで、前もって、問題のない範囲で契約書を事前提示することで、その後の事務手続きを迅速に行えるようにすることがあります。ただし、民間の医療機関では、実際にはあまりこの段階で契約資料を提示することは多くありません。

７．参考資料

　参考資料があれば、添付します。第６章の要求仕様書の作成にあたっての解説で述べたように、ネットワーク構成や図面などが参考資料にあたり、基本計画とは別に添付します。

　以上が公開資料となります。その他関係する資料として、どのようにシステム会社を評価するかを表に整理した、評価表などもあると思います。評価表は、公的医療機関であっても公開されないこともあります。これらについては、後述するシステム会社の選定の部分で解説します。

▌補足

　調達資料に予算額についても記載されることがあります。今回は、予算額を記載しないパターンで解説しています。

　予算額を記載する場合は、どの程度の予算があり、その予算を超えると提案できないということがシステム会社側でわかります。医療機関としても、あま

りにボリュームが異なる提案は避けたいと思い、予算提示することがあります。

一方、予算を示すことで、その予算より大幅に低い金額での提案がされにくい可能性があります。価格競争を期待するかどうかも、予算を公開するか否かの判断のポイントになります。

8-2　民間医療機関等に向けた、簡易化のヒント

調達資料は公的医療機関の色が強いため、そのまま民間医療機関に置きかえて考えることは難しいかもしれません。そこで、それぞれの資料について、簡易化できそうなポイントを**図表8-1**にまとめました。

調達資料は紙などに印刷して渡す方もたまにいますが、その後のやりとりが面倒なので、電子メールなどで送ってやりとりしましょう。

契約書については、**図表8-1**には不要としましたが、気になることがあれば、この段階で送っておいてもよいと思います。請負契約か準委任契約かで気にな

図表8-1　調達資料の簡易化

資料番号	資料名	民間医療機関のケース：簡易化区分	簡易化のヒント
1	公示案内	—	不要
2	調達説明書（入札説明書）	○必要	調達スケジュールや連絡方法について伝える必要がある。
3	要求仕様書	○必要	必要
4	誓約事項	—	不要。誓約事項があれば、調達説明書に記載。
5	提出フォーマット	○必要	必要
6	契約書	—	現段階では不要。一般的ではない契約内容にしたい場合は、この段階で示してもよい。その後の契約事務処理を円滑に進めるという意味では早めに提示してもよい。
7	参考資料	○必要	必要

I　現状分析・基本計画策定

II　要求仕様書作成

III　選定・契約　システム会社

IV　システム構築

V　確認・稼働

ることもあるでしょうし、この時点でシステム会社側で法務部門とやりとりしてもらっておくと、今後の事務手続きが円滑に進めやすくなります。

8-3　調達資料に関するやりとりのコツ

システム会社とのコミュニケーションは重要です。単に調達資料を送るだけでなく、丁寧に電話・電子メールなどでコミュニケーションをとると提案の精度が向上します。

資料の送付については、これまでの説明では、回答記載がある部分は電子的に送ったほうがよいと推奨にしましたが、理想は**すべての資料はシステム会社内部で共有できるように、電子的に送ったほうがよい**です。

また、システム会社からの質問は、なるべく気軽に聞けるようにしたほうがよいでしょう。公的医療機関の場合は、ルールに沿ってやりとりする必要がありますが、そうでなければ、質問は電子メールで、タイトルに【医療情報システムの調達について】と記載してもらうなどの一定のルールだけを定めて、質問をできるだけ受け付けるのもよいと思います。

質問に回答するのは手間がかかりますが、ここは、手間をかけてください。勘違いした提案や見積金額が来るほうが後で手間がかかります。

やりとりを積極的に行うと、提案者も積極的になってくれるものです。相手のコミュニケーションスタンスがどのようなものかを契約前に見ることができます。連絡がまったくとれないとか、レスポンスがよいとか、担当者のコミュニケーション能力もわかるものです。それにより、安心できたり、逆に不安なシステム会社であることが判明することでしょう。このやりとりを互いのラポール形成の場として活用できればと思います。

公的医療機関であれば、やりとりは少なくなりがちです。入札する事業者とのやりとりは不正につながることもあるため、慎重になるのはわかります。

一方、民間の医療機関であれば、そのような配慮よりも、要求仕様書で理解しにくい内容を追加説明したり、意味の通らない部分は追加で情報を提供する

など、積極的にコミュニケーションをとったほうがよいでしょう。医療機関からの情報提供を増やすことは、提案者にとっては、ありがたいことで、よりよい提案につながります。ただし言うまでもなく公的医療機関でなくとも、不正は厳禁ですし、不公平な情報の出し方は避けるべきであることは申し添えておきます。

FAQ

質問　調達資料を一度提示した後に、修正したくなった場合は、どうしたらよいですか？

回答　提案者に対して、修正部分を案内します。追加したい内容が、質疑において指摘されたことである場合は、質疑を読めばわかるということで、わざわざ追加しないことがあります。その場合は、契約時にその内容が盛り込まれているかどうかの注意が必要です。

資料を修正することは稀にあります。修正版を公開して対応したことがありますが、所属する組織の調達部門と調整して、内規に沿って処理する必要があります。

公的医療機関でない場合は、事務部門の責任者の判断で資料を修正する／しないを判断していることが多いと思います。修正しない場合は、質疑の回答などで追記するなどして、提案するシステム会社に連絡することが多いです。

I 現状分析・基本計画策定

II 要求仕様書作成

III システム会社選定・契約

IV システム構築

V 確認・稼働

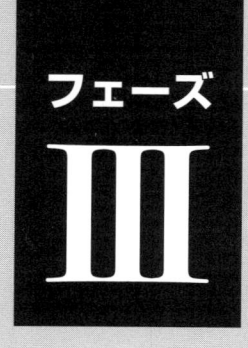

システム会社
選定・契約

必要な作業————————————

▶ 調達実施
▶ 契約交渉・締結

第9章

調達実施

　本書に沿ってこのフェーズまで進めていけば、我々の前には、システム会社の提案資料が届いていることになります。

　これをどう料理する（読み解き、評価する）かが問題です。

　感覚的に評価するのではなく、客観的に一定の納得を得られるような評価をするにはどうするか、そのポイントを説明します。

　システム会社に資料提示を依頼する際に、評価の方法が事前に決まっていれば、どのような資料をシステム会社に出してもらえばよいのかも自然と決まるため、評価しやすい資料が届いているでしょう。

　本章を読み進めていただくことで、どのような資料を出してもらうのか、第8章に戻って考えるヒントにもなりそうです。

　提案書の書き方として、評価したい項目に従って順に書いてもらうよう依頼します。最初に実績が書いてあり、その次に体制が書いてある、といったように、提案書の記載の順番が項番として決められていれば、評価するときに、見落とすこともないでしょう。

　自由に書かれた提案書は、それがどんなによい提案で埋め尽くされていたとしても、評価しにくいものです。複数社の提案書を比較して読むことも多いでしょうから、どこに何が書いてあるのかを探すために各社の資料のページをめくり続けるのは、時間がかかります。

　本章では、特に評価方法を学び、その評価がきちんとできるようになることを目的とします。

　システムをしっかり評価して、よい提案をしてくれた相手と契約する、これ

が調達実施の大前提です。

9-1 システム会社回答の回収

調達資料ができたら、システム会社に送付します。

システム会社は、その資料を読み込み、提案書や見積書、要求仕様書の回答を作成して、送ってきてくれます。

システム会社から送られるそれらの資料提出には提出期限・回答期限がありますから、期限までに提出してもらえなかった場合に、どのように対応するかを事前に決めておきましょう。また、不備があったときについても同様に、事前に内部合意を得ておくことが一般的です。公的医療機関であれば、期限に間に合わなければ、通常は失格になります。

調達に対する提案書や見積書などが出揃い、見比べてみると、「○○についても聞いておくべきだった」という意見も出てくるでしょうから、提出された資料に対する質疑の方法についても、あらかじめ、確認しておくとよいでしょう。

9-2 提案の評価方法

図表9-1に一般的な評価方法の種類を挙げました。

いくつか評価方法はあるものの、結論から言うと、**医療情報システムの調達では、プロポーザル方式を推奨**します。

評価方式については、それぞれの組織体や時代により、定義が曖昧な場合もあります。本章で示す用語や定義と異なる使い方がされていることもありますのでご容赦ください。システム会社の皆さんは、入札実施／入札参加時に示される入札実施団体の解説に従ってください。実施団体によっては、本章で「総合評価一般競争入札方式」としている方式をプロポーザル方式ということもあります。また、交渉がある前提でプロポーザル方式としていますが、それも実施する／しないなど、各実施団体により異なります。プロポーザル方式の欄に

I 現状分析・基本計画策定

II 要求仕様書作成

III システム会社選定・契約

IV システム構築

V 確認・稼働

図表9-1　評価方式例

選定方式	選定基準	選定された会社の位置づけ	メリット	デメリット
一般競争入札方式	・価格のみで評価	・落札者となる ・入札時点で契約が確定	・安価で調達できる可能性がある。 ・選定結果の公平性が高い	・価格は安いが、質に満足できない可能性が高い ・入札時点の提案内容、金額から変更できない
総合評価一般競争入札方式	・価格に加え、他の条件（仕様書対応度、提案内容、実績）を総合的に勘案して評価	・落札者となる ・入札時点で契約が確定	・適切な評価項目により、価格のみではなく、病院が重視する事項を評価した選定が可能	・評価項目とその点数配分により、選定する業者が変わるため、慎重に選定する必要がある ・必ずしも価格の安い会社が選定されるとは限らない ・入札時点の提案内容、金額から変更できない
プロポーザル方式	・価格に加え、他の条件（仕様書対応度、提案内容、実績）を総合的に勘案して評価	・即契約せず、優先交渉権者として選定しやすい ・選定後、契約交渉を行って金額、契約内容を確定	・適切な評価項目により、価格のみではなく、病院が重視する事項を評価した選定が可能 ・選定後、提案内容、仕様書対応内容について、交渉が可能	・評価項目とその点数配分により、選定する業者が変わるため、慎重に選定する必要がある ・必ずしも価格の安い会社が選定されるとは限らない ・交渉の結果、契約内容、金額を変更する場合、妥当性の説明が必要

注：本表は、一例です。それぞれの方式の言葉の定義は、組織により違いがあります。

優先交渉権のことを記載していますが、プロポーザル形式でもその後すぐに契約することもあり、必ずしも本表のとおりではありません。

　医療情報システムの要求仕様書は、どんなに慣れた人が作ったとしても、網羅的に要求を書ききることは非常に困難です。悪意をもって、必要な内容を盛り込まず、価格を抑えることは、比較的やりやすいでしょう。

　したがって、問題ないシステムを納品してもらえるよう、包括的な書き方で

要求仕様書を作成するとともに、プロポーザル方式などにより提案説明の機会を与え、その場で、医療情報システムの導入が期待通りにできるかを判断することは重要です。システム会社が誠意ある対応をしてくれるかどうかはプレゼンだけではわからないかもしれませんが、やりとりの機会を増やす中で、感じ取れることも増えるはずです。

プロポーザル部分はなく、単に要求仕様書の技術回答と価格をポイント化して、それぞれの点数の合計で評価することもあります。その場合は、上記のような確認をするチャンスが少なくなるため、プロポーザル方式を強く推奨します。

プロポーザル方式の場合には、価格・機能（要求仕様書の技術回答で要求を実現できる数）・プロポーザルの3種類の点数を合計して決定することが多いです。

図表9-2は、筆者がコンサルティングしているクライアントで最も多いパターンです。ここでは技術点（仕様書対応内容の評価点）、価格点、企画提案点の3軸で評価しています。これは、民間の医療機関でも、公的医療機関であっても同様に活用できます。

● 技術点

要求仕様書の技術回答について、要求実現の数をカウントして点数化します。要求仕様書の要求内容がどこのシステム会社でもすでに当たり前に持っている機能ばかりであれば、すべてのシステム会社の点数が高くなるでしょうから、あまり差がつきません。項目によって点数に差をつけたり、必須項目と任意の項目を作るなどの工夫をすることがあります。

● 価格点

価格を点数換算します。官公庁などで実施される一般的な計算式は、

（1－入札価格／予定価格）×価格点満点の点数

です。

予定価格が存在する場合は、このように設定できますが、予定価格が設定さ

図表9-2　評価方法例

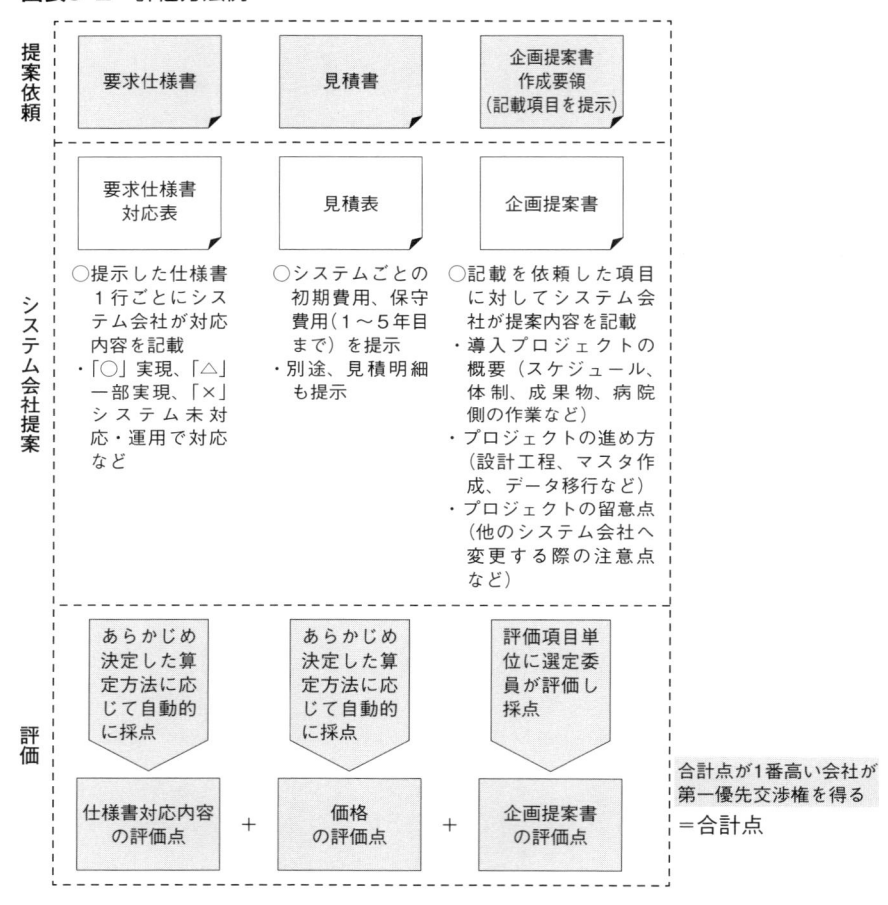

れない場合は、シンプルに、10億円で100点、5億円で50点とするような、価格に応じて絶対的な点数を割り当てることもあります。価格の範囲によって、「その範囲であれば何点」と点数をつけることもあります。予定価格は設定しないものの、この式に入る暫定的な予定価格を入れることもあります。

　入札者間の差を反映したい場合は、

価格点（満点）×（最低入札価格／評価対象者の入札価格）

として、最低価格との差を点数化することもあります。

公的医療機関では、従来の計算式があることが多いので、それを踏襲することが多いと考えます。

要求仕様書や予算価格がしっかり設定されていれば、そこまで差がでないものですが、計算式によって点数差がつきやすくなることもあります。見積の金額は予想がつきません。各社の価格戦略や営業担当者の努力などに依存しますので、予期せぬことも起こります。

● 企画提案点

企画提案の内容について、定性的に判断します。提案内容のプレゼンやヒアリングを実施して、その場で選定委員が評価することもあります。その場合は、かなり点数差が出ます。例えば、「良い」～「悪い」の間で5段階の評価をつけることができるとします。「良い」と感じたシステム会社にオール5をつけたり、その逆もありえます。

差が極端になってもかまわないという考え方もありますが、一般的には、差が極端になりすぎないようにしたいと言われることが多いです。差を少なくするコツはいくつかあります。

一つの案は、一括でまとめて点数をつけるのではなく、いくつかの評価項目を設定して、その項目ごとに点数をつけることです。「実績について」「セキュリティについて」など、いくつかの項目に分けて、それぞれ評価してもらい、極端な点数をつける場合は、その理由をきちんと書いてもらうなどするとよいでしょう。

また、選定委員に対して「お気に入りの業者をオール5にするなど、作為的な評価をする人はいないと思いますが、注意してください」などと案内することも効果的です。筆者の管理する選定委員会では、司会の人にそのセリフを言ってもらうようお願いすることがあります。

9-3 評価項目ごとの点数配分

プロポーザル方式や総合評価方式で評価する場合、価格点と技術点との配分をどうするかについて迷うことがあります。

価格をどれだけ重視したいかということで配点を決めることになります。例えば、

・技術点100点満点 ・価格点100点満点

であれば、1：1になります。ただし、前述のとおり、技術点であまり差が出ないというケースであれば、実質、技術点での争いではなく、価格点によって決まるかもしれません。

それぞれの点数配分を決める場合には、「このようにした場合には差が出やすいか？」を考えるべきです。単に、**点数配分だけを平等に割り振っても、差がつきにくい項目であれば、実質的には配分が低いことと同じ**です。

プロポーザル方式であっても、企画提案点はブレ幅が大きくなりやすいものですから、

・技術点100点 ・価格点100点 ・企画提案点50点

としたとしても、違和感はありません。技術点や価格点で差がつきにくく、企画提案点では差がつきやすいので半分の点数にしている、という設定であり、現実的かもしれません。

以上の評価の配分は、医療機関の意思で決めるものです。経営層など意思決定者の意見を聞いて、設定しましょう。

9-4 意思決定者は誰か

評価の結果、どのシステム会社と契約するかは、医療機関の長が決定します。とはいえ、担当副院長、医療情報部長や事務長などに委任することも多いです。

詳細な内容確認などは医療機関のトップだけでは難しいことも多いため、委員会を設置して、委員会の判断を示した上で、経営層の意思決定者がそれを承

認することもあります。

　次に、委員会を設置するとして、そのメンバーについて、よくある事例やその注意点を説明します。

▌選定委員

　プロポーザル方式などでシステム会社の評価をする場合、提案者の提案内容のヒアリング、あるいはプレゼンを聞いて評価します。評価者を誰にするかは、自身の医療機関に合うように決めればよいのですが、参考までに以下に事例を示します（本書では、システム会社を評価して契約相手を選ぶ者を選定委員とし、選定委員の集まりを選定委員会と表現します）。

選定委員事例1 （中規模以上）

・副院長（医師）　・副院長（看護師の長）
・医療情報部長（医師）　・事務部長

選定委員事例2 （小規模）

・病院長　・看護部長　・事務部長
・情報システム課長　・総務課長

　どちらも参考ですから、この事例にしばられる必要はありません。

　選定委員事例2には、病院長が入っていますが、後日承認することを前提として、評価は別途設置した選定委員に任せるようにすることもあります。

　公的医療機関などでは、10名以上のメンバーが各部門から集まることがあります。上記のメンバーに栄養課長、放射線課長、医事課長などが加わります。内部の意思決定上必要であれば、こうした設定もよいでしょう。

　評価対象には部門システムも含まれますから、部門の意思を反映しないことが気になる場合は、部門の責任者を含めることになります。部門といっても、大きな規模の医療機関には、かなりの数の部門が存在しますので、人数が多く

なりすぎないように注意が必要です。また、各部門の利益のみを考えたメンバーが多くなると、全体最適よりも部分最適を優先するような判断にならないか、という懸念があります。病理検査部門の長が、ある病理検査システムを導入したいがために、全体のシステムの有用性を考えずに評価するということは、医療機関にとって、よい判断とは思えません。一方で、部門システム一つのコストは全体の1割程度やそれ以下であることが多いので、医療情報システム全体の判断にどの程度影響させるべきかは悩ましいところです。

選定委員には、通常、オブザーバーとして、医療情報システムに関係する職員が参加し、質疑する際にはオブザーバーからも意見をもらうことが有効です。

医療情報システムの担当職員は、日々、システム会社とやりとりが発生するため、個人の思いや関係性が影響することから、評価点数をつける側にまわることは少ないと考えます。ただ、実績数やシステム会社の規模や体制人数など資料上の判断をする場合は、医療情報システムを担当する職員が資料を確認して、点数をつけることが多いです。

別の考え方では、実際にやりとりする医療情報システムの担当者も判断してもらったほうがよいと考えることもあるでしょう。

部長以上の医療機関の経営層であれば、普段から医療機関全体の運用について考えられていると思いますから、事前にどのような部門がどのシステムを希望しているかを聴ければ、それも勘案した上で判断することができそうです。

9-5 契約確定方法

評価後、どのシステム会社の点数が一番高いかで、順位がわかります。

基本的には、一番点数の高いシステム会社と契約するわけですが、すぐに決定せず、「第一優先交渉権」を設定して、最後の確認や交渉をすることもあります。これは公的医療機関でも実施されることがあります。

スケジュールに余裕がある場合は、交渉期間を設けることをお勧めします。

交渉期間は、調達ボリュームにもよりますが、1ヵ月以内とすることが一般

的です。

9-6　選定委員会での議事

選定委員会の場では、様々な意見が出ます。

実際の選定委員会をイメージできるよう、以下のような議事録形式でその様子を記しました。

第三回選定委員会　3月10日　13:00-14:00

協議内容

A社（現行システム会社）、B社の2社から、次期医療情報システムを決定するための、評価指標を決定する。

事務　概算見積の段階ではA社が10億円、B社が13億円であった。

要求仕様書の回答は、RFIでは、A社がかなり実現できている回答が多い。

結果、金額、機能のどちらにおいても、A社有利である状況である。

委員長　要求仕様書はRFIの段階からかなり変えているが、それでもA社優位は変わらないだろう。なぜなら、データ移行の内容などが多く入っていることと、複数の部門システムで、B社は別の部門システムを提案してきているため、現行システムの機能を踏襲したA社の提案内容が評価されやすいものとなっている。

事務　その理解で間違いない。なお、B社が高額になっている理由の一つに、A社のデータ移行費用も含まれていることがある。

委員　データ移行費用は、機能に対する価格評価とは視点が異なるため、データ移行費用の金額は、評価するにあたって、見積比較から抜くことは可能か。

事務　そのような他施設の事例も多い。可能である。

ただし、データ移行やその費用について、評価から完全に抜くことは気になるため、プレゼンの定性評価の一つの項目としてはどうか。

委員長　それでよいだろう。

事務　なお、現在の評価の比率としては、見積価格点が100点、要求仕様書に対する回答数を点数に換算した点が100点、プレゼンをして、ここにいる委員の皆さんが定性的に点数をつける部分が100点となっている。

委員　プレゼンの評価は、どのように評価すればよいのか、各自が持ち点をもっているのか。

事務　プレゼンの評価は、評価者15人の最も点数の高い1人と最も点数の低い1人を除いて、その平均点を点数にする。

委員　偏った点数を入れたときに、それが1人だけの意見であれば、削除されるということで理解した。よい案だと思う。

委員長　A社は、隣の病院では、失敗しているようだ。本当に大丈夫か。

委員　隣の病院は規模が小さいし、情報部門の担当者が1人でがんばっているらしい。システムの構築は医療機関側の体制も影響するだろう。うちはそうではないので、大丈夫ではないか。それよりは、B社はセキュリティの事故を起こしたと聞いた。

事務　委員長・委員のご懸念について、評価の日までに各社に確認して回答を得ておく。もし回答があやふやだった場合は、プレゼン当日の質問として聞いていただきたい。

委員　プレゼン当日の質問時間を長くとってほしい。質問の内容については、何か注意点はないか、1社目でした質問を2社目にも同じく質問すれば、比較ができてよいので、質問内容を決めておくべきではないか。

委員長　質問内容は、プレゼンの中で気になったことなど、その場で聞かなければならないことも発生するだろうから、事前に決めておきたくはない。質問時間を長くとることは賛成だ。

事務　では、質問時間を調整する。同じ質問を2社にしたいということであれば、具体的にどのようなことを聞きたいかを確認させてほしい。事前に質問して回答してもらうことは可能なので、そのようなやりとりで事前確認したい。プレゼンは時間も限られているため、その場で、時間が許す範囲で、気になることをいろいろ聞いてほしい。

委員　承知した。評価項目のリストを確認したが、実績が十分かという項目がある。これは、電子カルテの実績はどちらも十分だと思うが、部門システムの実績なども考慮して採点すればよいだろうか。私であれば、検査部門所属なので、検査システム関係で、細菌検査・病理検査なども含め、いくつかの部門システムの実績で評価する形になるが、それでよいか。

委員長　確かに、単に導入実績の数であれば、提出してもらう提案書に記載されているだろうから事務方でチェックしてもらえないか。

事務　プレゼンの中で、事例としてうまく導入した事例などをアピールしていただく予定である。そういった内容も含めて、評価していただきたい。各委員が気になっているシステムの実績も含めて、評価してもらうことを想定している。

以上が選定委員会における評価方法の議事イメージです。選定委員会は、システム会社を選定することだけを役割とすることもありますが、上記では、選定方法から、決定する権限までをもっている委員会という建てつけにしています。

選定方法の決定者と評価者をそれぞれ分けないと、委員会の思い通りになってしまう点が気になるようであれば、分けるほうが無難です。ただし、実際の

I　現状分析・基本計画策定

II　要求仕様書作成

III　システム会社選定・契約

IV　システム構築

V　確認・稼働

傾向としては、評価方法も選定委員会で決めることが多いと思います。

　さて、臨場感がある議論になっていますので、イメージは伝わりましたね。

　委員からいろいろな質問がされています。選定委員に対して事務（通常、情報部門が担当）が説明するという建てつけで、会議は進行します。

　各委員の質問に対して、このように円滑に回答できることは、多くないかもしれません。また、システム会社を決定するとなると、各委員にも重大な責任が伴うため、それなりに意見を持った委員から、これ以上に鋭い質問がくることもあります。

　議事の中のコメントでは、委員長や委員が特定のシステム会社を批判していると感じられる発言がありました。この場では、その批判に対して、システム会社に対する意見の部分はスルーして、しくみに対する意見にフォーカスして、その不安部分に対応することを提案しており、うまく調整できていると思います。

　プレゼン前に思いつく質問は事前に投げて、プレゼン当日に質問事項を考えないということも、よい方法だと思います。実際の現場では、これらのやりとりの後、時間がないこともあるため、事前質問の回答がプレゼン当日になってしまうこともあるでしょう。現場ではいろいろな制限がある中でやっていかねばなりません。

　いずれにせよ、このような協議を持つことで、選定委員のメンバーに理解を深めてもらうとともに、より納得感のある選定方法とすることができます。

FAQ

質問1　本書のように評価方法をしっかり決めてしまうと、手間がかかりそうです。また、柔軟な判断がしにくいと感じました。事前に評価を定量的に分析せず、資料を見て迅速に契約相手を決めるとした場合、どのような注意点がありますか？

回答　様々な環境のもと、内規で調達に関するルールがない場合など、質問のような状況もあると思います。例えば意思決定者が1人だけ、事務作業も1人だけで整理されていることもあるでしょう。内外への説明も不要な場合もあると思います。

　提案書やパンフレットなど、資料が大量になることもありますので、頭の整理のために表を作るなどして、判断するとよいかもしれません。

　注意点としては、本書では、この調達資料の一部を契約書に綴じこんで、契約することを想定していますから、正式な調達の記録を残さないとしても、契約上、にぎっておきたい部分のやりとりはどこかに残しておくとよいと思います。

　例えば、機能の有無や対応方法について、口約束で終わってしまって、担当者が変わった場合に伝わっていないなどの状況に陥らないように、記録は必要です。

　すべてを1人でこなしていると、迅速に判断できる一方で、期日を意識しにくいことも多いでしょう。いつまでに決定し、いつまでに契約することが必要か、理由なくスケジュールが遅れてしまうことのないよう、自らを律して、スケジュールを意識しながら進める必要があります。

I　現状分析・基本計画策定

II　要求仕様書作成

III　システム会社選定・契約

IV　システム構築

V　確認・稼働

質問2 単純に価格だけで決定したいと思いますが、その場合に、失敗した事例などはありますか？　また、ハードウェアとソフトウェアを分けて調達したいと思いますが、注意点はありますか？

回答　以前、ハードウェアの調達だけを分離して調達したときに、スペックを詳細に記載したものの、動作保証されていないハードウェアを調達してしまった医療機関がありました。このケースでは、業務アプリケーションを提供するシステム会社から、これでは動作保証できず、対応できないとの反応がありました。

　繰り返しになりますが、分割して発注する場合は、責任分界点をどこにするかが設定しにくいことと、うまく動作しないなどのトラブル時に、しっかり2社間で協議できるよう、ユーザーである医療機関が間に入る必要があります。

　価格だけで決定する場合は、要求仕様書の内容をすべて満たすなどの条件をつけることがあります。その場合に、提案者が理屈をつけて、本当は対応できないようなことを無理やり対応可能であると提案する事態も考えられるため、本当に必要な機能が実装できるのか、確認をより丁寧にしていく必要があると考えます。

契約交渉・締結

契約に至る前に契約書を隅々まで確認するのは重要なことです。

契約書に書いていないことは、基本的には、提供されなくてもよいことになります。 そもそも依頼内容にも含まれていないでしょうから、追加費用が発生する事態になる可能性もあります。

通常、信頼関係と十分な確認や話し合いなどができていれば、悪意をもって追加請求部分を隠して後から請求するようなことは抑制できると思います。心配であれば、ラポール形成のために、打ち合わせや内容の再確認などを怠らず、手間をかけてシステム会社とやりとりすることです。

実際の契約の流れを見ていきましょう。

10-1 契約書式の通知

まず、どのような契約書式で契約するかを通知しましょう。通常、契約書はシステム会社内の法務部門で確認するなどの処理が入りますから、事前に提示できていれば円滑に処理が進みやすいでしょう。

筆者がクライアントに助言する場合は、契約書には要求仕様書回答を綴じ込むようにしてもらっています。

ただし、公的医療機関では、公開されたやりとりにおいて、要求仕様書回答がなされた場合には、それに基づいて契約する建てつけになっていることも多いため、契約書を添付しないこともあります。

後述しますが、提案内容の確認では、その後の交渉などによって、最初の提案内容が修正されている場合もあります。その場合は、最新の要求仕様書回答

や提案書をつけて契約することで、内容を契約レベルで確定することができます。

　医療情報システムの導入・更新作業は1年間かかります。その間に信頼関係が崩れることや、どちらかの経営状況が厳しくなり、思ったようにならないこともあります。その際には契約書に立ち返って確認することになりますので、契約書の作成は非常に重要なのです。

10-2　価格の確認

　最終価格の交渉はこの時点で行いましょう。

　価格は内容とトレードオフになるものですから、内容の確認によって価格が増加しないように交渉することになります。

　フォーマットを指定せず見積を出してもらった場合は、見積の有効期限が一般的に1ヵ月後までとなっていることが多いので、注意が必要です。医療情報システムの調達では、それ以上のやりとりが発生することが多いためです。見積を提出してもらってから、システム会社を決定するまでの期間もかかりますし、優先交渉権を設定してさらに交渉することになれば、より時間がかかります。1ヵ月かけて交渉するのであれば、見積の有効期限について、猶予をもらう必要があります。

　価格について確認すべきポイントは、実際の見積書を確認しなければ、具体的に示しにくいのですが、よくある見積上の懸念点について、以下にヒントを記載します。

一式見積になっている部分

　それなりの金額であるにもかかわらず、一式見積になっている場合は、そのライセンス数などが問題ないか、抜け漏れがないか、注意して詳しく確認します。

　イメージしていたような見積明細になっているかわからない場合は、念のた

め、明細提示を求めることもあります。

型番だけ書かれていて、製品名やそれが何かがわからない見積明細

製品名や型番は、そのシステム会社がつけたものや製品のメーカーがつけたものであり、どのようなものかがわからない場合もあるでしょう。内容が不明なものについては、確認しておくことが重要です。

SEの工数に違和感がある場合

SEなどの工数が思ったより少ない場合は、どのような作業を想定しているのか、要求仕様書に記載したことはその作業量でできるのか、といったことを確認することが必要です。そもそも何時間程度の作業を見込んでいるのかが明示されていない場合も、同様に確認します。

追加に発生する費用はないか

ユーザー側の要求が膨らむ、つまり要求仕様書にない項目を増やしたいと思うことは今後発生するかもしれませんが、それは今の段階ではわからないため、少なくとも、今の段階で、見積に含まれていないものの、発生するであろう内容を見落としてしまっていないかについても確認しましょう。

他に何かコストが発生しそうなことがあれば教えてほしいと、オープンな質問を投げるのがよいと思いますが、参考までに、コストが発生することを忘れがちな点を例示します。コストの計上漏れの可能性は様々であり、この限りではないため、あくまで参考としてください。

> ➤ サーバの電源工事はどこまで含まれているか。
> ➤ ネットワークの配線工事はどこまで含まれているか。
> ➤ 現行システム会社との引継ぎや連携などで、一般的に考えて、現行システム会社に支払わなければならないコストがあるか。
> ➤ システム稼働後に、過去のデータが見られるようになっているか、なっ

I　現状分析・基本計画策定

II　要求仕様書作成

III　システム会社選定・契約

IV　システム構築

V　確認・稼働

ていない場合は、何か追加でしくみが必要にならないか。

➤ 保守回線などのメンテナンス用の準備コストなどは発生しないか。

これらの例でわかるとおり、特に、主たるシステム会社が行う作業ではない、他の事業者が実施する内容については、当然そのシステム会社の見積には含まれないことを忘れがちです。これらをシステム会社と確認することを通じて、作業範囲に誤解がある場合も解消できるでしょう。

作業範囲の議論をするときには、「電源工事をする／しない」ということだけでは、曖昧です。サーバ室の分電盤以降の工事をするなど、具体的に明示されていないと誤解もあるでしょう。「システム移行作業はする」という話であっても、指定の書式で出力してもらうなどの条件を医療機関側で勝手に想定していないでしょうか？　その指定の書式で出力するためには、既存のシステム会社の作業が発生して、費用請求される可能性もあるのです。

■10-3　医療情報システムの価格

医療情報システムの価格については、いくつか知っておいたほうがよいことがあります。

まず、よく言われていることですが、**保守費用（運用費用）と導入費用の総額で確認することが重要です。**

一般的に、クラウド型は導入費用が安価であるものの、保守費用（運用費用）が高額になることがあり、オンプレ型は、クラウド型に比べると導入費用は高額ですが、保守費用は安価になる傾向があります。

次に、医療情報システムの価格は、内容によりかなり変動するものです。他の施設とは比べにくいものであると断言します。

医療情報システムの価格について、「電子カルテの価格が高い／安い」と表現されることがあります。いろいろなケースがありますが、「電子カルテが高い」という人は、電子カルテシステムだけでなく全体の医療情報システムのコスト

が高いという意味で言っていることがほとんどです。

　言葉の定義をせずに軽はずみに話を聴くと、「どうやら電子カルテは高い」ということだけが伝わって誤解を生みます。また、「隣の同規模病院の電子カルテは２億円で、当院では５億円であった」などの粗い情報が飛び交ってしまいます。

　筆者の経験では、医療情報システムにおける電子カルテのシステムコストは、中規模以上の医療機関で全体費用の３割程度です。他の７割は、部門システムの積み上げとなります（**図表10-1**）。

　つまり、**部門システムがどの程度含まれているかにより、かなりの価格差が発生するということです**。結果、同じような規模の医療機関で、同じパッケージであったとしても、信じられないような調達金額の差が生じるのです。

　例えば、放射線画像システムは別調達になっていて、昨年度入れ替えたばか

図表10-1　部門システムと電子カルテシステムの割合と価格イメージ図（中規模以上）

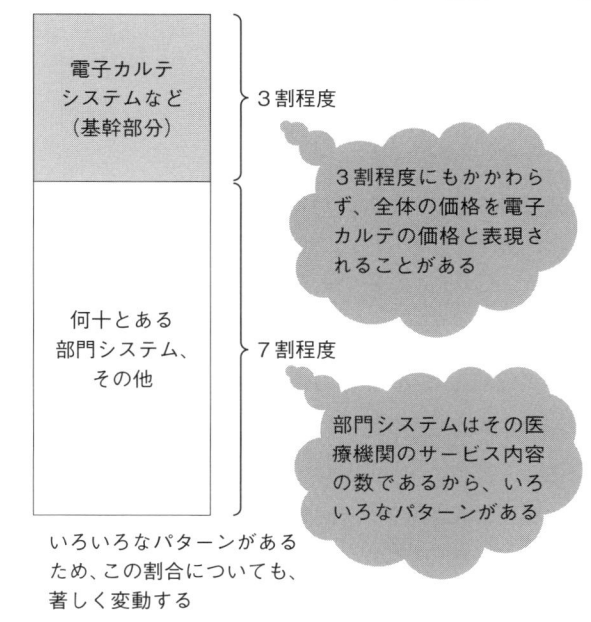

Ⅰ　現状分析・基本計画策定

Ⅱ　要求仕様書作成

Ⅲ　システム会社選定・契約

Ⅳ　システム構築

Ⅴ　確認・稼働

りなので、含まれていないとしましょう。それが1億円であれば、それだけで1億円の差になります。病理検査を実施している医療機関と実施していない医療機関であれば、病理検査部門システムが3000万円だとしたら、その差が生じます。さらに、その病理検査システムの金額には、顕微鏡や医療機器との連携費用が含まれている場合や医療機器自体の購入金額が含まれている場合もあり、それらの金額がそれぞれ異なるわけです。ネットワークの費用が含まれている／含まれていないというケースもそれぞれです。

したがって、数十分程度確認しただけでは、内容は把握できませんし、ましてや、「電子カルテがいくらで買えた」という一言では、事実はまったくわからないわけです。

本書では、言葉の使い方によって誤解がないよう、注意して言葉選びをしているつもりです。しかし、言葉をいくら定義しても、学術的に別に定義されていたり、多くの人が別の意味で使っていたりするものです。

金額はわかりやすいです。いくらである、という数字だけです。しかし、「何が」いくらであったのか、その主語が入った時点で、言葉の定義の揺れによって、定量的に誤解してしまうような危険なものになります。

このような背景を知っていただくことで、価格について誤解された情報に引きずられないようにしていただきたいと思います。

皆さん自身がこのことを知っていても、どこからか（皆さんの上司など、権限をもった方からかもしれません！）、「あの病院では同じ電子カルテシステムなのに10億円だったらしい」と言われるかもしれません。

たとえそれが本当であったとしても、n数が1の、たった一つの事例だけで、医療情報システムの価格を語るのは軽薄です。積み上げと分析を徹底的に行った上で、しっかりと判断することが重要です。

医療情報システムの価格について知っていただきたいことの最後は、ハードウェア・ソフトウェア（業務パッケージもミドルウェアなども総称してソフトと言っています）・作業費用に分けると、**図表10-2**に示すような二つの特徴があることです。

図表10-2　ハードウェア・ソフトウェア・作業費用の特徴

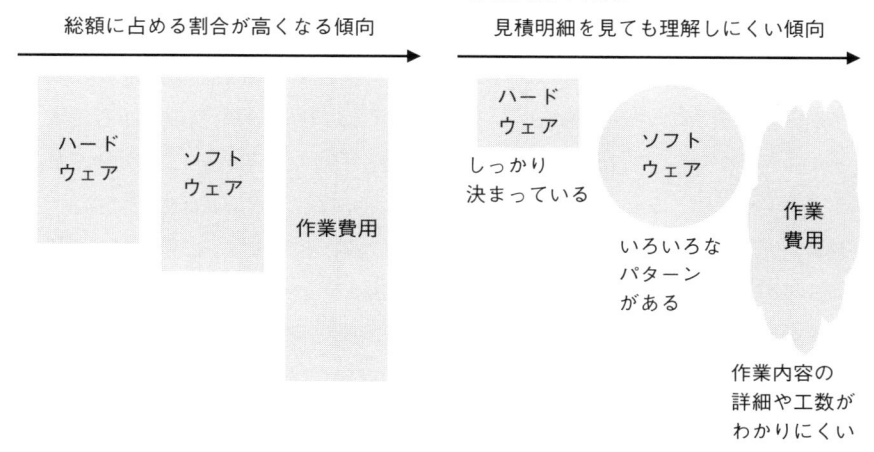

　一つ目の特徴は、ハードウェア、ソフトウェア、作業費用の順に、医療情報システム全体の総額に対して占める割合が高くなるということです。

　この契約交渉の段階は、価格交渉などを行うタイミングでもあります。つまり、この段階の交渉では、ハードウェアより作業費用の交渉をしたほうが効率的であり、かつ医療情報システム全体のコストや内容についても影響が大きいため、重要であると言えます。

　とはいえ、通常は、全般的に確認する場合も多いのですが、筆者の経験から作業費用を特に確認すべきだと言えます。その理由は、次に挙げる二つ目の特徴のためでもあります。

　二つ目の特徴は、作業費用は概略説明的な名称で計上されていることが多く、その詳細や作業時間数がわかりにくいということです。

　例えば、「端末設定費用」とあった場合には、どのような設定をするのか、設定されたものを現場に持ってくるのか、設定と設置は違うのかなど細かいところがわかりません。このように、見積を見ただけでは、説明しきれていないことが多いです。

　運用の検討をするための打ち合わせは、医療機関側の手間も相当ですが、SE

工数もかなり多く発生します。何人のSEがどのように検討するのか、確認してみてもよいでしょう。

　価格低減だけが価格交渉ではありませんから、確認の結果、かなり少ない人数しか来ないということであれば、もっと増やしてもらうような交渉も一案でしょう。「その打ち合わせ回数でできるのか？」「過去にそういった実績があるのか？」、そのような具体的な細かい内容について協議することも重要です。

　もちろん、交渉事は、お互いの歩み寄りも必要です。「この作業は、医療機関側で行うので、少しでよい」など、作業の内容がわかれば、協力的な関係を築いて作業を分担することもできるでしょう。

■ 10-4　提案内容の確認とスケジュール

　提案を受けてから第一優先交渉権者を決定するまでの期間は限られています。ですから、この間、十分な確認ができていない可能性があります。

　一方、各部門から、「これはどのような意味か？」「これはできるのか？」というたくさんの不安の言葉が発せられていることでしょう。契約までの期間を十分に活用し、各部門の懸念をできるだけ払拭するように、システム会社から詳細な説明を受けてください。例えば、提案内容について、システム会社と各部門とで打ち合わせして確認できる機会を設けてもらうのもよいかもしれません。

　また、提案内容の確認を計画的に実施するにはどうするべきかについても、悩むところでしょう。1ヵ月という十分な時間がとれる場合の例を次に示します。

提案内容確認実施スケジュール（1ヵ月）

➢　優先交渉権者の指名（**1日目**）
➢　優先交渉権者と今日、明日で今後の打ち合わせを申し込む（**同1日目**）
➢　事前に選定委員の各委員に調整していた日程を示し、それぞれの部門を代

表する選定委員10名と打ち合わせをしてほしい旨を優先交渉権者に依頼する。（**2日目**）

➢ 情報システムインフラとデータ移行に対する確認（情報部門打ち合わせ）（**4日目**）

➢ 医事システムに対する確認（医事部門打ち合わせ）（**7日目**）

➢ その他の部門との部門別打ち合わせ（**8～20日目**）

➢ 追加価格相談（**同20日目**）

➢ 価格相談後のシステム会社からの回答（**27日目**）

➢ 確認結果とりまとめ、システム会社と最終打ち合わせ（**28～29日目**）

➢ 内部承認、システム会社への契約決定通知（**最終日**）

　具体的にスケジュールを書き出してみると、思っていたよりも大変で、やりきれるか心配になるのではないでしょうか。もちろん細かくすべてを確認することはできません。その中で、できる限りのことをするのが契約前の確認作業です。

　システム会社の都合もありますので、なるべくすみやかに動き、院内調整することが重要です。

┃提案内容修正

　プロポーザル方式で、システム会社がプレゼンしたときに、「○○はしてくれるのか？」という選定委員からの質問に対して、システム会社が「やります。できます」と回答したとします。提案資料に記載のないことを質疑の場で約束してくれることは、よくあります。この場合には、口約束にならないよう、提案内容の追記・修正などを求めるか、質疑内容の議事を添付するなど、やりとりの証跡を含めることを忘れないようにしましょう。

　システム会社の提案資料に書かれていないことを確認したければ、追加資料を依頼することもこの段階で行っておきます。

　契約に関わる交渉は、時間をかけられるのであれば、丁寧に確認したり、システム会社にも時間を与えて提案修正をきちんと行ってもらうことは有効ですが、一方で、ここにどの程度のスケジュールを割けるかを考えながらやりとりを進める必要があります。

　優先交渉権を与えて、確認後に契約するタイプのやり方の場合、やりとりの内容によっては、第二交渉権者に交渉を移すこともあります。とはいえ、スケジュール上難しいことも多く、また、第二交渉権者の提案内容読み込みや価格の精査なども手間がかかるため、ほとんどの場合はそうならないように努めたほうがよいでしょう。

　かといって、交渉権を移すことは、選定のルールとして設定していることもありますから、できないこともありません。ただし、その場合には、予定していたスケジュールや予算の修正をするなど、予定修正も含めた検討も必要になるかもしれません。

　なお、もともとの予算内にシステム会社の応札額が収まらないことや提案内容が調達するに耐えないことなどにより、調達そのものが不調になるケースもあります。それらの場合は、担当者は前もってシステム会社とのやりとりを十分しておけばよかったと後悔することになるでしょう。

　参考見積を提示してもらっていなければ、価格の感触をつかむこともできません。価格について十分に話し合うこともできないかもしれません。予算が適切でなかった場合は、より前の段階で気づくべき事項と言えます。選定時・契約時は、これまでのやりとりの結果が表れるものです。

　もちろん、十分な準備ややりとりをしていても、トラブルは発生します。

　公的医療機関であれば、期日までに申し込みや業者登録などが必要な場合もあります。その際にシステム会社側でその手続き上の不備が発生し、最も期待していたシステム会社が提案できなかったというケースも稀にあります。そのようなトラブルを防ぐためにも、システム会社に対して、手続きの案内も十分

に行う必要があります。システム会社のミスをなくすために、医療機関側もできるだけ協力することが、結果的に医療情報システムの導入・更新を成功に導くように思います。

FAQ

質問 優先交渉権を与えるのではなく、いきなりシステム会社を決定する場合は、どのようなリスクがありますか？

回答 入札などにより、いきなりシステム会社を決定するケースも多いと思います。その場合には、他の決定方法よりもさらに事前の準備を怠らないことが重要になります。

　質問の回答としては、1）要求仕様書だけでは読み取れないが、やってくれるであろうと思っていたことが、提供されないリスク（それにより、追加費用が発生するリスク）、2）要求仕様書では、「可能」と回答されていたが、提供される機能が期待と異なる仕上がりとなるリスク、3）期待通りに実施できるスキルがシステム会社にないリスク、などが考えられます。それぞれ以下で見ていきましょう。

●要求仕様書だけでは読み取れないが、やってくれるであろうと思っていたことが、提供されないリスク（それにより、追加費用が発生するリスク）

　こちらは文章どおりです。要求仕様書は、通常、何千行にもわたるものであり、社会通念上、当たり前と考えられることは書いていないこともあります。その部分をつかれて、業務内容（提示された見積）に入っていなかったという状況に陥る懸念があります。また悪意がなくとも、勘違いや解釈の違いが発生する懸念もあります。

●要求仕様書の回答内容は、「可能」と回答されていたが、期待と異なる仕上がりとなるリスク

要求仕様書に対して、**図表10-3**のような回答があったとします。

図表10-3　要求仕様書への回答例

要求仕様書の内容	回答	備考
○○システムの患者情報は現行の項目以外にも設定できること。	○（可能）	現行の患者情報に加えて、医事システムのパッケージの機能内で、追加設定することができます。
PC等は、盗難されない工夫がされていること。	○（可能）	盗難のおそれのあるPCには、盗難防止用のワイヤーを設置する予定です。

　一つ目の質問には、「○（可能）」という回答であったにもかかわらず、実際には、選択肢を設定するような内容は、追加できる文字数が制限されるということがわかり、希望する設定にはならないことが判明したというケースも考えられます。こういったことは、回答欄・備考欄だけでは十分に伝わらないことや説明が長くなり、欄に書ききれないこともあるでしょう。誤解はやむを得ないのかもしれません。

　とはいえ、このような回答に対して十分な説明時間がなく、後から希望する対応ができないことがわかったり、対応できてもカスタマイズ費用が発生してしまうということも考えられます。

　二つ目の質問に関しては、問題ないと思っていたものの、実際は、ノートPCにはワイヤーが設置されるものの、デスクトップ型のPCや周辺デバイスには、そのような対応がされなかったとします。

　要求仕様書にはPC「等」と書いているため、「等」の対象となるものとして含まれるのは何か、回答には、「盗難のおそれのあるPC」と書いているが、逆に盗難のおそれがない場所とは鍵のかかる居室内を指すのか、どのように判断して盗難のおそれのある場所を定義するのか、いろいろな議論がありそうです。

　これらのように、気になる条件記載などがある場合に確認できないまま契約してしまうことは、後からトラブルになるリスクがありますので、お互い

に留意が必要でしょう。

●期待通りに実施できるスキルがシステム会社にないリスク

　話をしてみて初めて、担当者にスキルがあるかないかがわかることもあります。結局、システム構築するのは人間ですから、上手下手もあれば、コミュニケーションがしにくい方もいるでしょう。そういった確認ができないというリスクがあります。

　これらのリスクを軽減するためには、契約後は一定期間、いろいろな部門に説明にまわってもらえるかなどを確認してみてもよいでしょう。

　契約上は確定してしまうとしても、リスクは早めに洗い出しておくべきです。

　なお、リスクがあるのは、システム会社としても同様です。医療情報システムの導入・更新作業はシステム会社に丸投げしてできるものではありませんし、医療機関だけががんばってできるものでもありません。システム会社としても無事に納品するためには、マスタ設定や運用リハーサル、様々な意思決定を医療機関にゆだねなければなりません。システム会社側もまた、「医療情報システムを無事稼働させる」というゴールを目指しているので、医療機関側のやりきる力を気にしているものです。

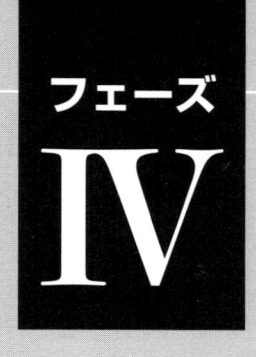

システム構築

必要な作業————————————

▶ 機能・運用検討
▶ システム設定
▶ プロジェクト管理

第11章

機能・運用検討

　本章以降では、システム会社と契約した後に発生するプロセスを解説していきます。

　まず本章では、機能・運用検討について説明します。ここで、機能の検討だけではなく運用の検討についても並列して記載した理由は、同時に検討することが必要だからです。

　システム会社が提案する機能については、要求仕様書の回答によって提示されているはずです。その前にデモや説明会を実施しているようであれば、そこでも一定の確認ができていることでしょう。

　システム会社を選定する前のプロセスは、どのパッケージが導入されるかわからない段階であるため、細かな確認は網羅的にはしていないでしょう。この機能・運用検討段階からは、実際に導入するパッケージを確認することになります。しかも、施設の運用に照らし合わせて、どのようにその機能を使っていくかについて一つ一つ確認していく作業が必要になります。順に見ていきましょう。

11-1　機能・運用検討ワーキンググループの立ち上げ

　まず、機能・運用を検討するための組織を作る必要があります。できれば、システム会社が決定してすぐに検討が始められるよう、少し前に委員会を立ち上げ、システム導入・更新の意思決定をする会議体としましょう。本書では「検討委員会」としておきます（コストなどについては、病院長の承認が必要な場合や経営会議に諮ることも多いです）。

　部門などに分かれて検討することになりますので、検討委員会の下部組織として ワーキンググループ（以下WGとする）を作り、そこで部門ごとの細かな打ち合わせができるようにし、WGの検討結果を検討委員会に報告するようにします。小規模の医療機関の場合は、検討委員会メンバーが各WGにも入って把握しておくようにします。大きな医療機関の場合は、情報部門の職員が各WGを担当し、情報を把握できるようにしましょう。

　システム会社も同様の体制を組んでいます。システム会社のSEたちも医療機関が設置するWGに、システム会社の各部門担当者を参加させて、情報収集しています。だからといって、システム会社の把握した検討結果を医療機関側に報告してもらうだけでは懸念があります。例えば、院内独自の事情が話題になることもあるため、勘違いにより誤った情報が伝達される可能性もあるからです。問題があるときに迅速に対応できるようにするためにも、前述のとおり医療機関側の情報部門の職員や検討委員会のメンバーもWGを担当し、検討結果を集められる体制にしましょう。

　また、WG間で発生する課題も遅滞なく把握が必要です。WG間の課題にはどのようなものがあるかというと、例えば、別々のWGで、たまたま同様の話題を議論することになるとします。その際に、議論が重複していることもあるでしょうし、一方のWGで決定したことが、他のWGに影響することもあり、そこでコンフリクトが起こることもよくあります。

WGの種類（部門）

　前述のとおり、基本的には、部門ごとにWGを立ち上げます。

　栄養部門、放射線部門、リハビリテーション部門など、それぞれの部門ごとに運用検討をします。部門の数や分け方は医療機関によって著しく異なりますから、皆さんの施設に沿った体制にする必要があります。

WGの種類（部門に分けられない検討内容）

　上の部門WGに対して、部門単位では分けられない運用検討についてもWGを

図表11-1　WGの例

外来WG	システムインフラWG	クリティカルパスWG
入院WG	セキュリティ WG	データ活用WG

立ち上げる必要があります。

　一般的には、**図表11-1**のようなWGがよく組成されます。

　外来、入院WGは、それぞれの患者さんが外来に来て（入院することになって）、その後、受付してから移動し、診察室に呼ばれて、診察、検査し、場合によってはリハビリ部門などに行き、その後会計して処方箋を発行するなどの運用の流れを検討するWGです。非常に重要なWGと言えます。

　システムインフラWGは、サーバ室のことや、細かなデバイスの仕様、セキュリティ、ネットワークなどの情報システムのインフラや機器に関することを検討します。専ら情報部門の職員が担当することになります。施設によっては、ネットワークの管理が情報部門と分かれていることもあり、ネットワークWGを立ち上げることもありますし、システムインフラWGのネットワークについて議論する会にだけ特別にネットワーク管理者に同席してもらうこともあります。セキュリティについては、より上位の責任者が入ることもあります。組織に合った検討内容とメンバー構成にすることになります。

　なお、クリティカルパスWGは、上記のWGとは異なります。電子カルテシステムの導入をきっかけに、全面的にクリティカルパスを見直すことも多いため、例として挙げました。大きな組織であれば、すでにクリティカルパスに関する委員会があることが一般的なため、その組織をクリティカルパスWGとすることもよくあります。一般的には、導入する医療情報システムの特徴に応じたWGが必要になることが多いです。

　図表11-1の最後に記載したデータ活用WGは、近年、WGとして立ち上げることが多くなっています。他には、PHSのスマートデバイス化を同時に行う場合は、院内コミュニケーションWGなどのネーミングでWGを立ち上げてもよいでしょ

図表11-2　検討委員会・WGの体制イメージ

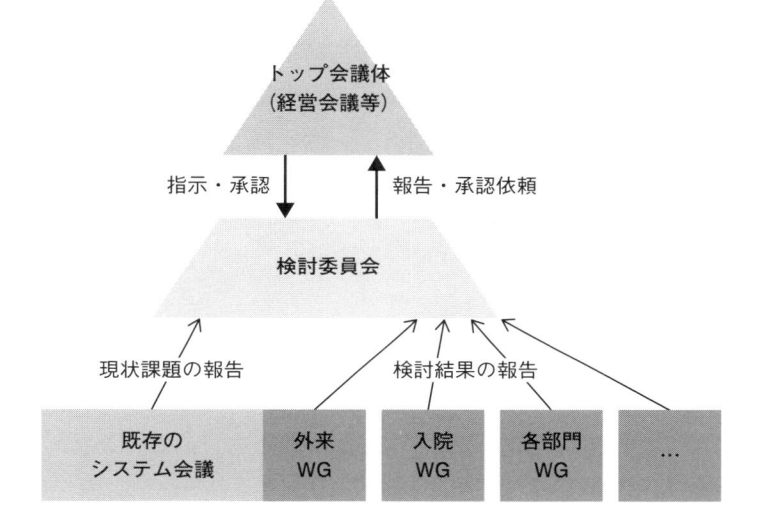

う。ぜひ、皆さんの期待するシステムに合った検討会議を組織しましょう。

検討委員会とWGの体制のイメージを**図表11-2**に示します。

WGには、システム会社の担当者の参加が欠かせません。システム会社とも、WGの設置について、確認してもよいと思います。システム会社からWGの設置を提案されることもあります。

11-2　ワーキンググループにおける検討内容

WGにおいては、一般的に**図表11-3**のような内容を協議します。

検討内容はシステム会社と相談して、検討結果をアウトプットしていきます。これ以外の検討内容もあると思いますが、**図表11-3**で挙げた項目は基本なので、抜け漏れがないかを確認してください。

検討結果として、どのような成果物を提出することになるかについても決めておきます。成果物の例として、**図表11-3**では六つ記載しています。これは、

図表11-3　部門WGの検討内容

■部門WGの検討内容
➢ 部門システムの機能確認
➢ その部門に関係するオーダの機能確認
➢ 部門システムや関係するシステムのライセンス数、デバイスの種類や台数の確認
➢ 該当部門における帳票やデータ出力
➢ 運用検討後のマスタ入力担当者の決定
➢ 接続する医療機器の確定
■部門WGの検討結果として：成果物
➢ 要求仕様書およびシステム会社の機能確認結果
➢ 運用フロー図
➢ 帳票・データ出力リスト
➢ マスタ入力担当者
➢ 接続医療機器リスト
➢ 課題一覧、会議議事録

システム会社内では当たり前のようにプロジェクトリーダーに報告されます
が、医療機関側でも、WGの報告をこのような成果物として委員会などの上位
組織に提出してもらうことにしましょう。

　各成果物は、検討内容に即したものとなります。成果物のイメージは、シス
テム会社から他施設の事例をもらって確認すれば、より作りやすくなるでしょ
う。

　最後に記載した、課題一覧・会議議事録については、システム会社が作成し
てくれることが一般的です。それをしっかりチェックして、まとめることもWG
の仕事です。

　検討内容も成果物も、ある程度のボリュームがあります。したがって、「会議
だけしていればよい」ということではありません。むしろ、手を動かして作業
することも多いです。作業者を誰にするかも含めて体制を考えます。システム
会社が作成する資料も多いため、システム会社に資料作成をほぼお願いすると
いうこともあります。一方で、医療機関側で管理したほうがより迅速に動ける
こともあるでしょう。

　なお、最初にそれぞれのWGの集まりをどのくらいの頻度で開催するのかを

決めましょう。それも優秀なシステム会社のSEであれば、提案してくれるでしょう。何回打ち合わせし、その度に何を決めるのかのアジェンダを設定しなければ、いつまでたっても検討が終わらないこともあります。

11-3　ワーキンググループメンバーの事前準備

事前準備なしに、いきなりWGによる検討会議を行うことは難しいため、以下のような事前準備をお願いするか、あるいはWGの最初に説明すると円滑に進みます。

・WGメンバーへの事前準備事項

➢ システム会社の提案内容を理解すること（提案書、要求仕様書回答、その他資料の読み込み）。

➢ システム導入・更新のプロジェクト全体を理解すること（基本計画など医療機関側の資料の読み込み）。

・WGの初回や事前に、WGの医療機関側責任者とシステム会社担当者で打ち合わせすること。その打ち合わせ内で以下を実施すること。

➢ システム会社の当該WGの担当者（例：リハビリWGであればリハビリ部門やリハビリオーダ担当のSEであることが多い）から、説明を受けること。

➢ WGメンバーは、システム会社に現状の運用を説明すること。

➢ WGの成果物として何があるかを確認すること。運用フロー、WG議事録、その他必要なリスト（例：端末一覧やマスタ一覧など）が成果物となることが多い（成果物の事例は前述のとおり）。

➢ 成果物をシステム会社に作成してもらい（あるいは一緒に作成し）、完成させること。

➢ スケジュールを立て、いつ上位の委員会などに報告するかを確認して、報告タイミングを決定しておくこと。

11-4 必要な画面やマスタ設定に向けた確認

　マスタの設定自体は、次のプロセス（12章のシステム設定）で実施します。

　ここでは、どのようなマスタがあり、その要否などについて、ある程度確認しておきます。

　同様に紙で出力が必要なものや画面の確認について、誰が実施するのか、WGメンバー全員での確認とするかなど、その確認方法や責任者を決めておきます。

　マスタ入力の担当者は、各部門において、情報システムをリードしているメンバーが実施することが多いと考えます。マスタ入力や確認はかなりの時間がかかる作業となることも多く、システム導入・更新に責任感をもってやりきることができ、ある程度時間がとれるメンバーに任せることが多いでしょう。

　また、帳票出力など、部門に必要な紙資料の確認は、部門の長が最終的に確認する必要があり、その事前資料のやりとりは、事務部門のメンバーが入ってサポートすることもあります。

FAQ

質問　情報システムに詳しい職員が限られていて、しっかりした検討ができないのではないかと不安です。

回答　医療情報システムの導入・更新作業は、情報システムの専門家が検討するものではありません。したがって、情報システムに詳しくないと理解できないような協議にならないよう、専門用語を使わないで説明することや丁寧に説明することを心がける必要があります。**情報システムに詳しくないことより、むしろ業務に詳しくないことが問題です**。情報システムのリテラシーではなく、業務についてのリテラシーのあるメンバーを選定して、協議するとよいでしょう。

第12章

システム設定

次のプロセスはシステム設定です。画面やマスタ[i]の登録などを設定します。第11章の運用検討では、どのような運用にするかを検討してきたので、その運用を実現できるような項目設定をしていくことになります。

12-1 画面の確認

ここまでのプロセスにおいても、機能を確認する中で、画面を見ながら説明を受けるやりとりがあるものです。運用の検討をしながら、この項目が足りないという意見をかわすなど、これまでのやりとりがしっかりしていれば、ほぼ画面設計の打ち合わせができていることでしょう。

一方、すべての画面の確認ができているかというと、そうではないことも多いため、ここで一旦、画面の説明を受けたいという依頼をシステム会社にしてみてもよいでしょう。システム会社の説明があれば、より丁寧に確認することができます。

システム会社の作業がこのためにとられて、他作業の遅れが気になる場合は、次期システムが実際に動くようなデモ環境を用意してもらう方法もあります。例えば、デモ機を院内に設置していつでも確認できるようにしてもらうことも可能です。デモ機での画面確認を行っている医療機関は少ないかもしれませんが、筆者の経験では、システム会社に依頼すれば受けてもらえることが多いと

マスタ[i]：本書で言うマスタとは、基本データ（マスタデータ）のことです。入力時の選択項目の多くがマスタに該当します。

感じています。ただ、デモ機を設置しても、実際には確認しなかったというケースもありましたので、目的意識や確認する担当者を決めておきましょう。せっかく手間をかけて確認するための環境を用意してもらったのですから、活用しない手はありません。

▆▆ 12-2 ▆▆ マスタの設定

　現行システムと同じシステム会社の後継パッケージシステムを導入・更新する場合は、手間はあまりかからないかもしれません。もし現状とは別のシステムを導入・更新する時は、マスタの設定は、かなり手間のかかる作業になります。人海戦術になることが多いでしょう。

　スケジュールの中で、いつからいつまでの期間でマスタを設定しなければならないかを、かなり前の時点で決めておくとよいです。間違った登録をしたときなどに責任がとれないということで、**マスタ入力作業は、システム会社の作業ではなく、医療機関側の作業になることが一般的です。**設定作業中に、おかしなところに気づいたり、並び順に工夫をしたり、ユーザーならではの視点で気づきがあるのも事実ですから、時間さえあれば、それぞれの部門において担当者を決めて、その方が入力することが望ましいと思います。

　また、マスタの設定内容をダブルチェックすることも重要です。入力担当者の上席者が、確認することが有効です。

　システム導入・更新の委員会などの場で、マスタの入力について、進捗を確認しながら、進めていきます。マスタの入力進捗確認はプロジェクト管理の一環として確認できますが、マスタの品質、つまり内容がうまくできているかどうかは、部門依存度の高い内容が多いため、全体管理上ではチェックしにくいものです。入力の進捗だけでなく、マスタの品質確保ができるような体制を考える必要があります。

　なお、マスタ入力のスケジュールが妥当かどうかは、システム会社の提案スケジュールで確認できます。システム会社の経験に基づいてスケジュールを立

ててもらい、それをたたき台にしますが、マスタ入力担当者が通常業務でどの
くらい忙しくしているかまではシステム会社は把握していませんので、医療機
関側でしっかり確認しましょう。担当者が何時間、作業時間がとれるのか、医
療機関が主体となって確認しておかないと、担当者の負担が大きくなり、マス
タ入力作業が間に合わず、ろくな設定もせずに操作研修やリハーサルを行うこ
とになります。実際、そのような医療機関も散見されます。その結果、操作研
修では選択項目がおかしくなっていたり、リハーサルで画面や操作性が本番と
異なり、不自然なために確認にならず、いきなり本番でマスタの不備が見つか
るということも少なくありません。

　システム会社はプロですから、約束してくれたことはたいていやってのける
でしょう（そもそもできなければ、契約が履行されていないということになりますので、
業務上の責任が生じます）。

　一方、医療機関はユーザーです。「お客様気分」で、システムの作業をやって
あげている、というスタンスであることも散見され、その結果、やるべき作業
が遅延したり、品質が低かったりするケースがあります。繰り返しになります
が、特にマスタ設定は、医療機関が主となって実施すべきであることを忘れず
に取り組みましょう。

　マスタ設定はしようと思っていきなり設定できるものではありません。それ
ぞれのマスタごとに設定方法が異なります。システムに直接打ち込むケースや、
csvやエクセルなどで打ち込んで、システム会社に渡して取り込んでもらうケー
ス、マスタ設定用のPCを設置してもらって、そこに入力していくケースなど、
マスタの入力方法については、一律ではないので、システム会社からの説明を
受ける必要があります。

　中規模・大規模の医療機関の場合は、マスタ入力担当者が何十人にもなるは
ずです。システム会社側のマスタ担当が誰になるのかを確認して、それぞれ、
説明を受けたか、いつ入力開始できるのか、いつ誰がチェックできるのか、な
どの項目を設けた表などを作って、案内したり確認したりすることが重要です。

Ⅰ　現状分析・基本計画策定

Ⅱ　要求仕様書作成

Ⅲ　システム会社選定・契約

Ⅳ　システム構築

Ⅴ　確認・稼働

マスタ設定のタイミング

　マスタ設定時期のタイミングについては、誤解されていることが多いと感じています。

　オーダのセット登録やクリティカルパスの設定が完了されていないまま、本稼働を迎える医療施設が多く、問題だと感じています。それでも大きな影響はないという意見の方もいるかもしれませんが、システムの品質が低下していませんか？　クリティカルパスの機能（の設定）なくして、きちんと標準的な医療が提供できるのでしょうか？　オーダのセット登録なしで、本当に漏れなく指示できるのでしょうか？　画面内やマスタに表示される語句の標準化ができるのにしていないケースもあるでしょう。そのように、できることを完了せずに、本稼働を迎える施設が多いのが現状です。

　時間がないことが原因なのかもしれませんが、そもそもシステム導入の全体のスケジュールに無理がある可能性もあります。リハーサルを実施する段階までに、クリティカルパスの設定やセット登録がほぼ完了している状況にできるよう、オーダマスタの登録をしておかなければなりませんし、その前に、マスタの登録方法も伝えておく必要があります。マスタ担当者は、期日を明確にして完了できるかどうか、自身の目線で確認することも重要です。

　操作研修の時に、マスタの設定方法が悪いなどの課題が見つかることも多いです。マスタ設定がいきなり完璧にならないことはよくあることですから問題ありません。それを修正していけばいいのです。操作研修時に違和感のあったマスタは、リハーサル時に修正されていれば問題ありません。

　とはいえ、そううまくいかないこともあります。マスタの入力が遅れ、稼働を遅らせることもあります。スケジュール作成時には、予期せぬトラブルにも対応できるよう、できるだけ余裕をもった計画を立てましょう。

12-3　出力帳票

現行運用上必要な出力帳票の整理

　医療情報システムから出力される紙の帳票は、かなり減ってきている傾向があります。ただ、完全には紙がなくならない、という状況がほとんどの医療機関の現状であると思います。

　これについてはシステム変更時に、出力されている帳票を集め、それぞれの帳票が必要かどうかの確認作業をすることが一般的です。

　月次や退院時など、出力のタイミングが確定しているものもあれば、必要に応じて出力していることもあると思います。必要な時にだけ出力するような帳票は、ルーチン業務に盛り込まれておらず、すぐに思い出せないものもあるかもしれません。日々の業務を思い返して帳票を集める必要があり、時間をとって、各部門の担当者に紙の出力帳票を整理してもらうことになります。

　まず、医療情報システムから出力している帳票を集めたら、医療情報システムから出力していないものの、出力できれば便利であると考えられるものも整理しましょう。

　その後、今度は紙でわざわざ出力しているけれど、画面で確認できれば必要のないものは、省いていきます。ただし、出力しない代わりにその情報が画面で簡単に確認できるようにするなどの条件を部門担当者とシステム会社に伝える必要があります。

　すでにペーパーレス化はある程度進んでおり、これからも、紙の運用は減っていきます。PCやモバイルデバイスが、1人1台配布されることも多くなっています。結果、プリンタの数や種類もかなり減ってきています。そういった環境の変化も鑑み、紙で出力する必要性を検討することがこのプロセスでは必要となります。

　要求仕様書作成の段階でも一定の整理ができていると思いますが、詳細な項目は、システム会社が決まってからでないと設定しにくい場合もありますので、ここで最終的に確認しておく必要があるでしょう。

パッケージの持つ標準出力形式

　外部に提出するものなど、帳票のレイアウトが決まっていることもありますが、内部管理用の帳票など、書式にこだわらないものもあるはずです。

　帳票設計は、それだけで打ち合わせや設定の項目工数がかかります。できるだけパッケージ標準のものが使えないかを検討するとよいでしょう。システム会社から標準帳票のリストなどをもらえる場合もあります。

　前述のこれまで使っていなかったけれど、こういった帳票が出力できれば便利、という運用のヒントになることもありますから、標準帳票のリストや現物をもらっておくことはおすすめです。

どの部門システムから出力するかの検討

　先に標準帳票の話をしましたが、複数の部門システムで同じような帳票を出力することができる、ということもあります。

　出力する部門システムによって、細かな項目やレイアウトが異なる可能性がありますが、「帳票は少ないに越したことはない」という観点から、電子カルテシステムから出力するものに統合するなど、検討の余地があります。

12-4　データ出力

　医療機関によっては、csv形式などの汎用的なデータ形式で出力して、その後、エクセルなどで加工しているものや、BIツールなどに取り込んで活用していることもあるでしょう。帳票出力に代わって、データで出力して、必要な場合だけ紙で出力していることも考えられます。

　どのようなデータ出力が必要かは、各部門担当者に確認することになりますから、プロセスは帳票の整理と同様です。

　多くのパッケージでは、汎用的な形式でデータが出力されるようになっていることが多いのですが、必要なデータが出力できるかどうかについては、念のためシステム会社との打ち合わせにおいて、確認が必要です。

　データだけを出力するという行為は、その先に何か処理をしていることが前提になります。なぜそのデータが必要なのかを検討し、システム会社と相談すれば、出力するだけでなく連携先のシステムと自動的にデータ連携させるなど、よい提案をもらえるかもしれません。

12-5　端末等設定

　PCやプリンタ、そこに付属するIDリーダーなどの読み取り装置、ディスプレイなどを本章では「端末等」と表現することにします。

　端末等は、要求仕様書にその台数や仕様を記載していると思います。すでに台数もわかっているはずです。その仕様もシステム会社が決定する時点では、すでに決まっていることになります。

　しかし、多くの場合、1台違わずそのまま利用することはありません。要求仕様書で決定した時点では、運用の詳細も詰めていない段階でしたし、どのような部門システムが導入されるかも確定前の段階でした。その後の運用の打ち合わせや帳票の要否などによって、台数が変わります。また、端末等は新しいものが販売されることがあります。古いものから型名も仕様も変わり、最新のものはインターフェースが変わっていて、接続できるバーコードリーダーもそれに合わせて変えなければならないこともあるでしょう。そもそもバーコードリーダーが不要になったり、逆に必要になる場所が増えたりすることもあります。現場の運用によっては、コードレスのバーコードリーダーでなければ運用しにくいこともあるかもしれません。

　そういった様々な現実的な運用を考慮し、端末等の仕様や台数を変えることはよくあることです。

　ハード的な視点だけでなく、ソフトウェア視点でも、端末等の設定は変わります。運用上必要な台数が変われば、そこにインストールするべきアプリケーションも増減します。要求仕様書の中でアプリケーションのライセンスは決まっていますので、そこを修正するなどの措置が必要です。

また当然、増減によってシステム会社との契約金額も変化します。ただし、理屈ではそうですが、システム会社によっては微細な増加であればそのままの契約金額で受けてもらえることもあります。慣習としてそのままの価格でやってくれる、というものではありません。逆に減った場合も協議の上で価格を確認することになります。筆者の経験上、一方的に増えるだけではなく、ある部門では増え、別の部門では減るなどがあるため、相殺させるなど、契約額変更による手間を極力減らすような提案がシステム会社から出てくることが比較的多いと思います。

FAQ

質問　端末等は、現行システムのものをそのまま利用できますか？

回答　購入して5年以上、あるいは、もう少し短くても、一定の期間が経過している場合は、買い替えることがほとんどです。

　最近購入したものであっても、システム会社に確認する必要があります。基本的には、業務システムパッケージは、開発の最終段階において動作確認をしており、どのようなスペックのPCで動作確認しているかを記録していることが多いです。ブラウザ上で起動するパッケージも多いため、デバイスのスペックにかかわらず、ある程度動作することも多いですが、円滑に動作するかどうかは不明です。仕様書の要件に、3秒以内の画面展開を求めている場合などは、その要件を満たせるように、システム会社は最適なスペックのPCを用意することになります。また、業務システムだけでなく、ミドルウェアなどの動作推奨スペックも考慮して、新しい端末等を手配することになります。

　ご質問のように、現行システムのPCを使う場合、画面展開や動作の保証がされないと思います。

　既存の端末等を利用する場合は、一度、使う際の環境に設定し（インストールや各種設定をしてみて）、問題なく動作するかを確認してから判断することも

あります。

　やってみると意外と問題なく動くことも多いのですが、業務の停止などの
リスクを考えると、医療情報システム導入・更新を機に、できる限り買い替
えを考えたほうがよいかもしれません。

　新しくPCを買い替える他の理由として、管理・保守面での手間があります。端末等設定時や入れ替え時にも、PCの機種がバラバラの場合、余計な手間がかかります。

Ⅰ　現状分析・基本計画策定

Ⅱ　要求仕様書作成

Ⅲ　システム会社選定・契約

Ⅳ　システム構築

Ⅴ　確認・稼働

第13章

プロジェクト管理

　プロジェクト管理には、様々な知識体系があります。

　本書では、医療情報システムのパッケージ適用を前提とした、医療機関におけるシステム導入・更新に役立つ一般的なプロジェクト管理について解説していきます。

　まず、プロジェクト管理、あるいはプロジェクトマネジメントとして一般的に語られている部分について簡単に解説した上で、医療情報システムにおけるプロジェクトの要諦を説明します。

　それでは、実践のためのというよりは少し学習的な内容の説明から始めます。

13-1　プロジェクト管理の知識体系

「プロジェクト管理」（プロジェクトマネジメント）には、ISO21500、PMBOK、PRINCE2、P2Mなどの代表的な知識体系があります。

　ISO21500は、2012年9月1日に正式発行されたプロジェクト管理の国際標準規格をまとめたものになります。プロジェクト管理に関する包括的なガイドラインおよびガイダンスの規格であり、10のサブジェクトグループ（統合／ステークホルダ／スコープ／資源／タイム／コスト／リスク／品質／調達／コミュニケーション）と五つのプロセスグループ（立ち上げ／計画／実行／コントロール／終結）のサブジェクトグループでプロジェクト管理のプロセスを整理しています。

　国際的に協働するプロジェクトでは、用語の意味やプロセスの概念などの理解が異なることが多く、それらを定義して、国際的に通用する定義をもとに、プロジェクトを管理しやすくしたものです。

　PMBOKは、Project Management Body Of Knowledgeの略称です。

　PMI（Project Management Institute）から発表されたプロジェクト管理体系であり、2021年に発行された第7版が最新です（2025年2月現在）。広く世界に流通しているプロジェクト管理手法であり、多くの情報システム技術者は、これを学んでいます。

　PMIメンバーはISO21500の策定メンバーとしても関与しているようで、PMBOK第6版では10の知識エリアと五つのプロセスで管理手法を定義していました。最新の第7版では、近年の技術革新のスピードアップなどを背景に、従来のウォーターフォール型からアジャイル型へ大きく内容を更新し、プロセスの管理より原理・原則に基づくものに変化しています。

　PRINCE2（PRojects In Controlled Environments 2nd edition）は、英国商務局が開発したプロジェクト管理の方法論です。ヨーロッパでは、オリンピック等の様々なプロジェクトで利用されています。もともとは、PRINCEとして情報システム技術のプロジェクト管理基準としてまとめられたものでしたが、PRINCE2において大幅改訂され、情報システム技術のみならず、情報システム以外のプロジェクトにも適用できる内容になりました。七つの原則・七つのテーマ・七つのプロセスから構成されています。

　P2M（Project & Program Management for enterprise innovation）は、（財）エンジニアリング振興協会が経済産業省の委託事業として2001年に発行した日本発のプロジェクト＆プログラムマネジメント標準ガイドブックです。

　世界標準のプロジェクト管理に日本のユニークなマネジメント手法を融合して作られていると言われています。環境変化や不確実性に柔軟に対応し、複数のプロジェクトを戦略的ミッションの下で扱うプログラムの概念を取り入れています。

　このように一般的な知識体系は、更新されながら時代に合ったものに書き変わっていくことが多いことがわかります。

　PMBOK第7版はよい例です。プロセスをしっかり踏んでいけば、しっかり

完成するウォーターフォール型のプロジェクト管理の考え方から脱却し、トラ
イアンドエラーのアジャイル型に適用するような規定に進化しています。なお、
ウォーターフォール型とアジャイル型の違いについては、**図表13-1**にまとめ
ました。

図表13-1　ウォーターフォール型とアジャイル型のプロジェクト管理

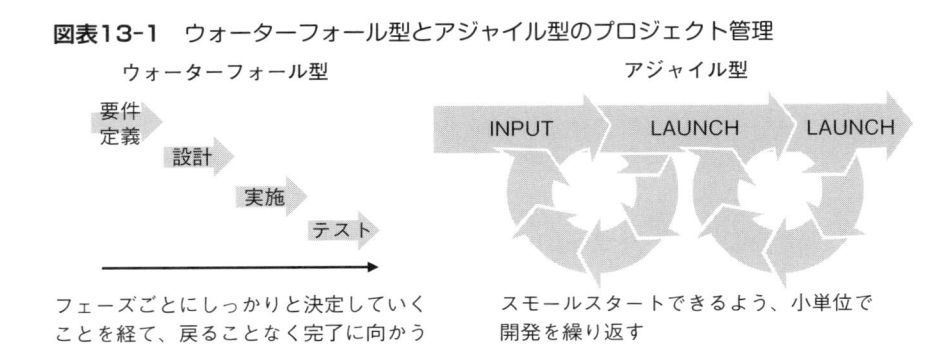

ウォーターフォール型

要件
定義
設計
実施
テスト

フェーズごとにしっかりと決定していく
ことを経て、戻ることなく完了に向かう

アジャイル型

INPUT　　LAUNCH　　LAUNCH

スモールスタートできるよう、小単位で
開発を繰り返す

　医療情報システムにおいても、アジャイル型の開発も増えてきました。ただ、
まだその範囲は限定的であり、プロジェクトに合致した管理手法を適用するこ
とが求められます。

13-2　医療情報システム導入・更新のプロジェクト管理

　世の中のアジャイル型の開発などの風潮は、確実に医療情報システムにも影
響しています。

　特に診療業務の記録に直接的に関係しない、内部コミュニケーションや二次
利用などのしくみにおいて、その影響は大きくなっていると感じられます。

　一方で、多くの部門システムなどのしくみが、パッケージ適用の導入手法を
とっており、「開発する」というと違和感があるものです。開発するのではな
く、設定するだけでそのパッケージをそのまま利用しているからです。そして、
パッケージが多少使いにくかったとしても、パッケージ自体のバージョンアッ

プによってそれを解消するか、画面などのユーザー設定によって、解決することがパッケージ適用の主たる適用手法となっています。

したがって、パッケージ主流である医療情報システムにおいては、「開発手法」を念頭においたプロジェクト管理手法が適用しにくい状況であることも事実です。

本書では、ウォーターフォール型に近い形で説明をしています。プロジェクト管理手法についても、同様に、医療情報システムの導入・更新に限定した形での管理手法を伝えていきます。

一方、どのような管理手法であれ、その原則や考え方など共通することも多いため、最新のプロジェクト管理の知識体系を活用できる部分もあります。時間があれば、こういったプロジェクト管理を体系的に学んでおくとよいでしょう。

本書では、そのような時間がない人のために医療情報システムの導入・更新に関することだけをかいつまんで説明していきます。

13-3　プロジェクトの立ち上げ

「プロジェクト」は定常業務とは異なります。プロジェクトには開始と完了があり、その期間にプロジェクトを進めることになります。

定常業務は、日々の業務であり、日々繰り返されるものですから、その中で業務プロセスを効率化するなどの工夫はありますが、プロジェクトを成功させることとは性質が異なるものであるということを理解しましょう。

本書では、医療情報システムの導入・更新プロジェクトをプロジェクトと呼んでいます。

情報システム部門において、日々のメンテナンスや問い合わせ対応は、定常業務であり、新しい医療情報システムの検討などがプロジェクトの業務となります。

一般的に、プロジェクト専属の職員を配置できることは少ないと考えます。

I 現状分析・基本計画策定

II 要求仕様書作成

III システム会社選定・契約

IV システム構築

V 確認・稼働

したがって、**関係する職員のほとんどは、定常業務と併行して、プロジェクトを行うことになります。ここが、企業が製品を開発するプロジェクトなどとは根本的に異なる部分です。**

プロジェクトに関わるメンバーを指名し、組織することからプロジェクトが開始します。プロジェクトの完了タイミングは、それぞれの医療機関で決める必要があります。

委員会を立ち上げ、その委員会がプロジェクトを担うとします。その委員会の目的も設定するはずです。目的により、委員会が役目を終えるタイミングも変わるでしょう。例えば、システム会社を決定するまでの委員会であれば、システム会社との契約によって、一度、プロジェクトは完了します。本書では、システム会社と契約してから、医療情報システムを安定稼働させるところまで（フェーズⅣ、Ⅴ）を一つのプロジェクトとしましょう。

単に稼働するのではなく、「安定稼働させるところまで」とすることで、稼働直後の混乱などにも配慮したプロジェクト運営が期待できます。また、様々な決定を行った結果として、稼働があります。稼働時にそれまでに決定したことを変更するケースもあるでしょう。同じメンバーでプロジェクト完了までを走り抜くことで、効率的に判断できると思います。

プロジェクトの体制については、基本計画やWG組成の部分ですでに解説したため、ここでは割愛します。

人の管理やメンバーの会議の設定、意思決定権限の設定はすでにできているものとして、ここでは、スケジュールとコミュニケーションの二つのポイントに絞って、プロジェクト管理を解説していきます。

■13-4■　スケジュール管理

スケジュールを管理するためには、当然、スケジュールを立てなければなりません。

システム会社に対して、タスクを細分化して、一覧にまとめたWBS（Work

Breakdown Structure）の提出を求めましょう。通常は、提案資料の中に含まれていますが、詳細なものでない場合は、より細かいものを求めます。稼働後の安定化が確認できるまで、稼働1ヵ月後までのWBSを提示してほしいと言えばよいと思います。おそらく他の施設のWBSを参考に作ってくれるでしょう。

　WBSの意味や意図が通じなかったり、とんちんかんなものがでてきた場合は要注意です。そのシステム会社担当者とは、今後どのように管理していくか、管理手法や管理のための作成資料について、細かく確認する必要があります。

　もっとも、契約上、スケジュールを医療機関側で指定して決めていくようになっている場合もありますので、システム会社から提示してもらえないようであれば、医療機関側から提示します。筆者の経験上、システム会社から提示されないことは、ほぼないと思います。ただ、提示されたものが現実的でないことはありますので、イチから作ったほうが早い場合もあります。

　基本的にはシステム会社が作成したWBSを修正していけばよいと思いますが、本書では、白紙から作ることも想定して、解説を進めます。

　システム会社の作成するスケジュールは、間違ってはいなくても、医療機関側の事情（院内の行事や、担当者の忙しさ、決済にかかる時間など）を把握しないまま作成しています。当然、そこは、医療機関側で修正したり、修正依頼したりする必要があります。

　図表13-2を見てみましょう。

　まずは、この程度のたたき台を作るのもよいでしょう。基本計画を立てていて、スケジュールも図示されている場合は、すでにこのレベルの粗さのスケジュールは作っているかもしれません。ここでは大枠のスケジュールがたたき台で確認できるようになることが目標です。その上で、それぞれの作業内容を深堀りしていきます。

　なお、**図表13-2**には、委員会や経営会議の開催予定などがまだ書かれていません。よってこれらが1ヵ月に一度の開催なのか、2ヵ月に一度なのかがわかりません。会議に合わせて、作業の区切りがつき、報告できることが望ましいので、いつ意思決定者の承認をもらうのかを含め、会議開催の頻度やタイミ

図表13-2　WBSのたたき台

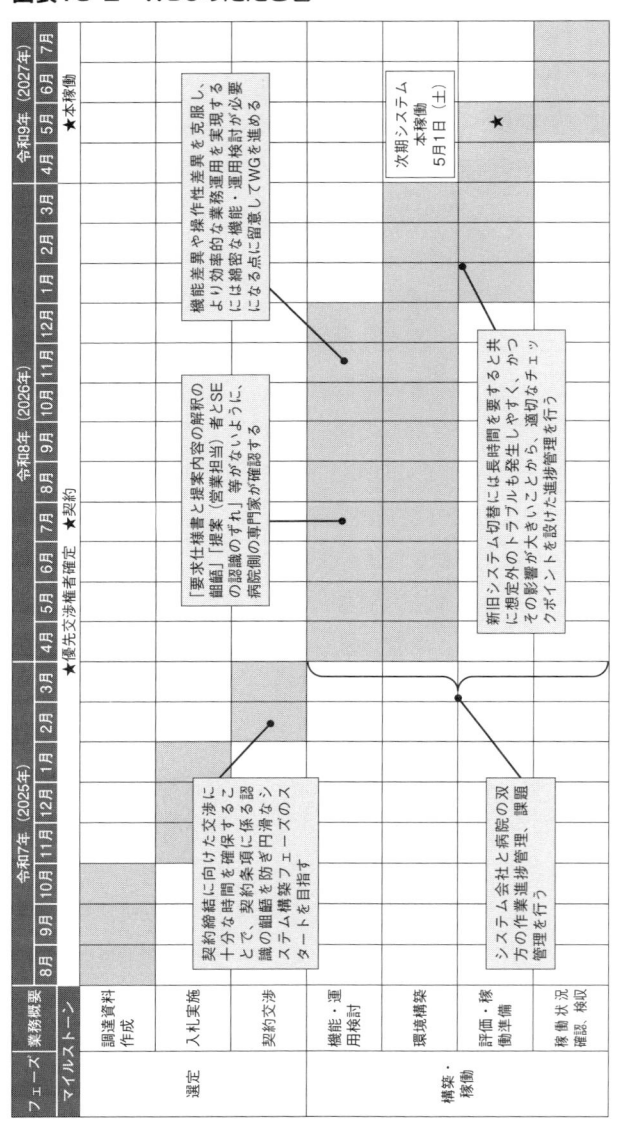

ングを書き入れていきましょう。

　以下の例では、１ヵ月に一度の委員会開催と、３回の経営会議を設定してみました。

フェーズ	業務概要	令和7年（2025年）								令和8年（2026年）												令和9年（2027年）			
		8月	9月	10月	11月	12月	1月	2月	3月	4月	5月	6月	7月	8月	9月	10月	11月	12月	1月	2月	3月	4月	5月	6月	7月
マイルストーン							★優先交渉権者確定		★契約													★本稼働			
	経営会議								●										●			●			
	情報システム委員会	●	●	●	●	●	●	●	●	●	●	●	●	●	●	●	●	●	●	●	●	●	●	●	●

　３回の経営会議は、システム会社決定時の承認と、大きな運用変更の承認、最後に、稼働前の報告と稼働に向けた最終確認というタイミングで設定しました。

　経営会議はここで示した回数より多く実施されている想定とし、その中で、次期医療情報システム導入・更新に関する議題の持ち込みを３回するということをイメージしています。

　項目とスケジュールは、より詳細に記載する必要があります。できれば、項目の細目には、やるべき作業がすべて書かれていることが望ましいです。

　例えば、**図表13-2**の「評価・稼働準備」で言えば、デモ機を設置して、確認するのであれば、機能の評価として、「機能評価を職員に案内する」「デモ機を設置する」「評価結果をアンケート形式で回答を求める」「評価結果をまとめて発表する」という行為それぞれについて記載します。

　稼働準備としては、「インストール」「端末設置」「設置された端末での動作確認」「リハーサル計画作成」「リハーサル実施」「リハーサル反省会の開催」「稼働判定（稼働させてよいかどうかの判定）」「前日確認」といった、細かな作業をイメージできるように記載するのがよいでしょう。

　イメージできるかどうか、ということは重要です。言葉足らずで解釈違いが生じ、システム会社が考えている実施内容と医療機関側で考えている実施内容が違っていると、後で問題になります。

まずはたたき台を作る、ということで月ごとの概略だけを示していますが、本来であれば、月ごとでは進捗が遅れているかわかりにくいので、日ごとに予定がわかるようにしていくことが多いです。

そうなると、いろいろと考えながら作らなければなりません。「〇月〇日から外来の端末等を設置する」という計画になっていたら、それで新しい端末等が邪魔にならないかや、それまでに盗難防止用のワイヤーを手配するなど、いろいろな作業もリアルに考えることができます。WBSづくりは、スケジュールの確認だけでなく、作業内容の確認も同時にできるものですので、手間をかけて確認するのもよいと思います。

13-5 コミュニケーション管理

システム会社と医療機関内の関係者が円滑にコミュニケーションできるようにすることは、プロジェクトの成功に欠かせません。

週に一度の定例会議を設定し、コミュニケーションを行うことが多いと思います。これはシステム会社から提案がある場合が多いでしょう。

ほぼ常駐のような形でSEが張りついてくれる場合であっても、都度打ち合わせできるからということで安心せず、定例として打ち合わせすることをお勧めします。

医療情報システムのプロジェクトは、システム会社側も担当者1、2名でまわすものではなく、何十人という関係者が動きながら進めていくものです。医療機関側も多くの部門の担当者が関わることでしょう。それらを統率できないと、うまく進みません。主要メンバーによる情報共有が重要となり、そのための定例会議は必要不可欠です。

関与者が多いため、定例会も、場当たり的に気になることを言うような会議では、時間がいくらあっても足りません。定例会のアジェンダも、基本の確認方法は決めておくことが重要です。例を以下に示します。

【定例会の基本アジェンダ】

・WBSを確認しながら、進捗を共有する。

・課題一覧を確認することで、課題に対する議論や決定を行う。

・この後の2週間の動き方を再確認する。

・その他

　基本的には、WBSと課題一覧を確認するだけで、後は都度タイミングによってアジェンダを設定しましょう。

　課題一覧については、以下で解説します。

┃課題一覧

　課題一覧は、プロジェクトにおける課題を記録しておき、解決しないまま放置してしまわないように、リスト化して管理するものです。

　システム会社から、課題一覧のフォーマットをもらえると思います。システム会社に記載を依頼する場合は、システム会社のフォーマットのほうが、彼らにとって記載しやすいでしょう。

　課題一覧とは別に、タスク一覧という名前で、別表で管理することもあります。筆者の場合は、なるべく少ない管理表で管理したいため、厳密には「課題」ではなく「やるべきこと」なども課題一覧に含めています。

　課題一覧の参考として、**図表13-3**を示します。

　誰がいつまでに何を実施するかを記載できていれば、ひとまず運用に耐えられる表になりそうです。

　積み残しがないように、課題を管理できるようにしましょう。

　よくある失敗例として、どんどん忙しくなってきてしまって、課題一覧に書き込むことなしに、いろいろな課題を解決し、管理せずに進めてしまうケースが散見されます。忙しい中であればこそ、抜け漏れが発生する可能性が高まります。最低限の管理をおろそかにすると、「後で抜けていた」ということや「言ったのに実施していなかった」という事態が起こりえます。

I　現状分析・基本計画策定

II　要求仕様書作成

III　システム会社選定・契約

IV　システム構築

V　確認・稼働

図表13-3　課題一覧

項番	課題タイトル	カテゴリ	実施者	発生日	完了見込み	関係システム名	備考
1	マスタ説明資料の作成	細菌検査システムのマスタ説明が不十分であったため、再度説明する。	○○システム会社・マスタ担当	1/31	2/7	細菌検査システム	
2	保守契約タイミング	保守契約締結日を提案する。	システム会社・営業	1/31	2/6	全システム	
3	セキュリティ打ち合わせ設定	セキュリティに関する院内説明会の候補日を提示する。	情報システム部	2/1	2/5		
4	薬剤部医療機器	今年度追加購入する薬剤部門の医療機器を示す。	薬剤部	2/1	3/31	薬剤システム、電子カルテシステム	

　定例会などの定期的な確認の場において、課題一覧を読み合わせできるように、しくみとして組み込んでおくと、課題一覧を使わず管理できなくなる事態を防ぎやすくなります。

　担当者が1人で奮闘している場合、担当者が長期に休みをとることになった場合など、引継ぎ資料の一つとしても課題一覧を利用できると考えます。

　担当者が1人であれ、どんなに忙しい状況であれ、課題一覧は欠かせないものです。できることなら、課題一覧に記載する担当者だけで確認するのではなく、その上席者や他のメンバーが確認だけでもしてあげると、より完成度の高いものになるでしょう。

▌議事録

　外部の専門家が入ってプロジェクトを管理する場合、しっかりと専門家が記録をとって残してくれることがあります。そもそも、**どんなプロジェクトにおいても、その間の記録がすべて残っているということは強力です。**

　医療情報システム導入・更新プロジェクトを進めるにあたっても、記録され

たものがすべて残ることは非常に役に立ちます。医療機関の中でも意見の対立は当然起こりますから、言った、言わないの議論になりがちです。当事者がお互い勘違いすることもあります。医療機関側でもシステム会社でも、実施すると約束したことができていないことも起こります。作業が思うように進まないこともあります。その中で、協議の証跡が残っているだけで、プロジェクトが非常に進めやすくなります。

　経験上、記録をとっていないプロジェクトは破綻します。あるいは、同じ内容を繰り返し議論することになります。効率的に進めるためには、議事をとっておくことは必須です。ひと手間かければ誰にでもできることをやるかどうかで、その手間以上の効果があると断言できます。

　本書の冒頭で述べたように、**医療情報システムの導入・更新は、ITと言いながらも非常に人間くさい、人を説得する部分でつまずくことが多い**のです。

　悪意をもって何度も同じ議論を吹っかけるメンバーや、約束が違うと主張するメンバーは少ないと思いますが、そういった状況に陥る可能性はゼロではありません。これらの非効率な行為は、常に議事録を残しておくことでリスクを下げることができます。関係者が間違ったことを言った場合に、議事録を根拠として違っていることを示される、常にそのような状態にしておくことは抑止力になり、非効率なやりとりを防ぐことにつながります。

　この時代にいる皆さんには、幸運なことに、オンライン会議のシステムの機能なども含め、自動で議事録の書き起こしなどもしてくれるツールが多くあります。記録をとって、確認するという単純な管理を、ぜひ実践していきましょう。

FAQ

質問 トップダウンでプロジェクトを推進したいと思っていましたが、細かいことが想定できない気もしてきました。情報部門主導で進めたほうがよいでしょうか？

回答 情報部門主導で全体をコントロールできる場合は、情報部門だけで声がけして、各調整を図ることでよいと考えるかもしれません。

しかし、プロジェクト管理の視点からは、トラブル発生時のことも想定しておく必要があります。部門間で意見が対立するような場面も出てきます。予算上の問題で、ある部門に我慢をしてもらうよう説得することもあります。そのような場合において、一般的には、院長・副院長クラスの経営トップ層が調整に入るほうがやりやすいと言えます。

トラブルでなくとも、院内全員に指示を出すこともあります。それなりの立場の人が号令をかけることで、内容を真剣にとらえてもらいやすくなるでしょう。

トップとして責任者を置き、トラブル時などの対応ができるようにしておけば、ほとんどの業務は情報部門主導でもよいと思いますし、逆にトップが主導して、事務的に情報部門が動くということでもよいと思います。どちらのケースも多数あります。

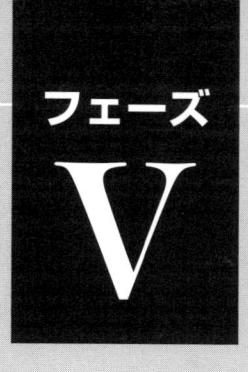

フェーズ

V

確認・稼働

必要な作業————————————

▶操作研修・確認・稼働
▶プロジェクト管理（フェーズⅣから継続）

第14章

操作研修・確認・稼働

14-1 操作研修

操作研修では、設定が完了していることが好ましい

操作研修に入るタイミングについて、少し説明します。

前述のとおり、操作研修に入る段階では、ほぼすべての設定が完了していることが望ましいと考えます。

一般的には、操作研修の段階でマスタが設定完了できていないことが多いのですが、筆者が助言してきた医療機関では、操作研修までにマスタの設定完了を目指してきました。マスタが設定されていないと、操作研修時に操作した内容と異なる本番環境になるため、きちんとした操作研修にはなりにくいのです。このことは、すでに第12章で説明したとおりです。

マスタ設定以外も同様です。画面の設計など、その他設定についても、完了していなければ、本番さながらの操作を体験することができません。

もし残念ながら本番と設定が異なる場合は、操作研修において、本番ではどのようになるのか説明しておく必要があります。

画面やマスタの設定が完了した直後に操作研修が始まる場合、操作研修用にそれらの設定が反映できることは期待できません。操作研修には、操作研修用のシステム設定がされますので、操作研修用のシステムに組み込む手間と時間がかかるものです。前もって、システム会社に、いつまでに設定完了すれば、操作研修用の端末の環境に反映させられるかを確認しておくとよいと思います。

運用については、操作研修の時点で決まっていないことはあまりないと思い

ます。「どのタイミングでこの操作をする」などの説明ができるように、運用の決定も完了していることが必要です。

どのような状況が発生した際にその操作が必要になるのか、理解しながら操作研修ができるとよりよいと考えます。

操作研修までに終えておくべき各種設定について少し補足します。

業務システム間の連携は、操作研修時点ではできていない場合が多いと思います。例えば、食事オーダに関する操作研修の場合、食事オーダで入力したものが栄養部門のシステムに取り込まれるという処理において、食事オーダを出す方法は電子カルテシステムの操作研修で操作することができると思いますが、その先の栄養部門のシステムを電子カルテシステムから確認することは難しいことが一般的です。その場合、操作研修時は食事オーダが届いたことにして、栄養部門のシステムから操作研修を行うことになるでしょう。このように、システム連携部分は、やむをえず実際と異なる場合が多いことにも注意してください。

操作研修の管理

操作研修の対象は、新しいシステムを利用するユーザー全員です。

したがって、研修の案内をするだけでもかなり手間がかかります。500人いれば、500人すべての職員が「いつ、どの研修を受けるのか」を考え、計画を立てていく必要があります。

当然、職員の全員が他の業務の合間などに研修を受けることになります。ローテーションなど勤怠の状況を踏まえて、各部門に確認しながら、操作研修をしていきます。

看護システムや電子カルテシステムなど、一定数のユーザーがいる業務システムは、そのように計画を立てて研修を実施します。一方、10人以下のユーザーしかいないようなシステム、例えば経理システムであれば4人しか使わないという状況もあるでしょう。少ないユーザーの部門システムにおいては、個別に部門システムの打ち合わせの中で操作研修の日付を決定して、研修をいつ行う

のかということを委員会に報告するなどで簡易的に管理することが多いです。

　また、システム会社から、「リーダー研修」を提案されることがあります。

　リーダーに対してシステム会社から説明し、各リーダーが職員全員にそれぞれ説明するという方法です。

　この方法では、当然、リーダーは同僚に説明することで、より責任感をもって操作を覚えてくれます。結果、リーダー本人に対しての操作訓練は、成功しやすいでしょう。一方で、一通りの通常操作については操作研修の中で訓練しやすいものの、特殊なケースの操作方法や、こういったことができないか、という質問なども多く発生するのが操作研修の場です。そこで、リーダーとなった職員がそこまで説明できないことも発生します。結局、システム会社の担当者に確認して回答することになりますが、すぐに回答を得られないことはフラストレーションにつながります。

　リーダー研修でOKとするかどうかは、システム会社との協議となりますが、なるべく全員に向けた研修を実施してもらうほうがよいでしょう。

　システム会社に依頼して、研修の動画撮影をすることも多いです。最近では、パッケージ標準の研修動画を初めからシステム会社で用意していることもあります。しかし、他の施設も利用できるような研修動画は、マスタの設定や細かい画面設定が違っていたり、部門システム連携の運用方法が違うなど、細かいところで説明できていないことが多いものです。

　医療機関独自の操作研修を対面で行い、それを動画で撮影して共有する方法が、やはりよいと考えます。

　すべてのシステムに対して、研修を実施したか、職員はきちんと参加できたかを確認しておくことが必要です。

　操作研修の最後にアンケートを回収して、操作性の評価をもらったり、研修内容の評価をもらうことも有効です。同時に、アンケート回収をもって研修参加したこととして、操作研修の出席管理に利用するのもよいでしょう。

操作研修の円滑な実施に向けたヒント

　大きな医療機関では、すべての職員に研修を受けてもらうには、１週間では終わらないでしょう。

　操作研修にかける時間は限られていますから、効率的に実施しなければなりません。一定の期間内に設定しても、その間お休みしている職員に対して補修として研修を追加することもよくあります。そういった思い通りに進まないことをあらかじめ想定して、予備期間をとっておくことなどが効果的です。

14-2　システムテストによる最終確認

システム会社によるシステムテスト

　システム会社は、通常、システム上の不具合がないかどうかを確認しています。医療情報システムの導入・更新にあたっては、複数のシステム会社が構築することも多く、「システム上のテストをいつどのように行うか？」「連結部分の対応はどうするか？」などの疑問や、同じ精度で確認できないという懸念もあります。そのため、システム会社には、各システムをいつ、どのようにシステムテストを行うかを事前に確認しておき、その結果をもらうようにしておくと安心です。

複数のシステム会社間の連携テスト

　複数のシステム会社がそれぞれ単体テストをするだけでは不十分です。

　医療情報システムは、患者情報をはじめ、様々な情報が相互にやりとりできて初めて機能しますから、複数のシステムの連携がしっかりできているかを確認してもらうことも重要です。

　単体テストをしっかりやった上で連携テストをすることが一般的ですから、その順序を踏まえて、単体テストまでは終わったのか、システム会社間でテスト実施日程を決めたのか、などのスケジュールの確認をしましょう。

14-3　検収

検収タイミング

　システムを確認した段階でシステム検収を行うこともあります。筆者が関係する場合は、稼働後に検収することがほとんどですが、契約上の決まりになるので、契約内容などを確認して、検収タイミングがいつになるかを確認しておきましょう。

　課題管理表を見て、検収時に残っている課題がないように、積み残しの課題はないか、あるいは課題があってもそれを解決する見込みやタイミングが見えているか、ということも含めて、チェックする必要があります。

検収の方法

　物理的な納品物の検収では、現物を見て、数量など確認することが多いですが、デジタル上の製品やサービスについては、動作の確認や、仕様との整合性を確認することになります。仕様とは、要求仕様書の回答などになるため、ボリュームのあるものとなり、何千とある項目に対して、納品物の動作確認をすることは、現実的ではありません。

　実際には、会議の場や操作研修などで使ううちに、実装できていない機能がある程度わかってくるものです。それが要求仕様書のどの部分にあたるのかなど、できていない項目を特定すると、やりとりがスムーズに進みます。

　できていない項目を検証して特定することは、手間がかかります。サンプルチェックとすることもありますし、各部門に任せて気になる部分に限定することもあります。

　最近は、システム会社の自己評価として、要求仕様書に対して、実装できた機能とそうでない機能を示してもらうこともあります。**図表14-1**は、その結果です。

　表の項目は、五つあります。

　1番目は、要求仕様書回答で、「実装できる」と回答し、結果としてそのまま

図表14-1　システム会社の自己評価

項番	システム会社の自己評価	項目数
1	仕様書回答で実装できると回答していた	3217
2	仕様書回答では実装できないと回答したが、協議により実装した機能	324
3	仕様書で実装しないと回答し、実装しなかった機能	117
4	仕様書では実装すると回答したものの、協議により、実装しなかった機能	224
	その他	47
	計	3929

機能実装できた項目です。これが基本だと思います。

　２番目の項目は、要求仕様書では「実装できない」と回答したものの、協議により実装した機能です。**図表14-1**の医療機関では１割弱あります。「なぜこのようなことになるのか」と、不思議に思われるのではないでしょうか。

　その理由はいくつかあります。例えば、よくよく話を聞いてみると、標準機能で実現できる機能であった、ということがあります。実装タイミングまでにバージョンアップなどをして実装できたということもあるでしょう。ここで言えることとして、要求仕様書の回答は基本となるものの、その後の協議も非常に重要であり、協議によっては、要求仕様書の回答では「実現できない」とされていたものも、できるようになることもあるということです。

　３項目目は実現できないと回答していたものがそのまま実現できないという結果になった、当然の結果です。

　４項目目は、要求仕様書では実装する予定であったが、結果として実装していないという項目です。「できないことをできると回答してしまったのでは？」と考える方も多いでしょう。そういったこともあるかもしれません。システム会社が誠実で注意深ければそのような理由は少ないと思います。その他の理由として、作業やバージョンアップが間に合わなかったということもありますし、稼働後に追加で対応する予定の機能もあるかもしれません。契約上はグレーで

すが、項目は何千もあるため、起こりえることです。2項目目とバーターで考えるなどの交渉が発生することがあります。

　最も多い理由は、WGで検討したところ、ここまで細かい項目を入力することは運用上難しいため、要求した機能であるものの、要求を取り下げる、というケースでしょう。機能を確認したら、思っていたものとは違っていたということもよくあります。

　このように、要求仕様書の回答と最終納品物では多くの変更があることがわかります。その中には正式なWGや委員会などの場で、医療機関側が不要であると判断したものもあるのです。それが一つ一つ記録されていればよいのですが、そこまで管理できていないこともあるでしょうから、検収を通して、要求項目の達成ができているかどうか整理することは重要です。

　これだけボリュームのある要求項目と長いスケジュールでのやりとりの集大成としての検収ですから、**当初の予定から変更になっていることがいろいろとあるという前提**でチェックし、どのように落としどころを見つけるか、検討することが多いと考えます。

　図表14-1のように、システム会社自身にチェックをしてもらうことで、誠実な回答を得られることも多いです。中には、すべて要求仕様書どおりということで、しっかり確認せずに評価結果を示されることもゼロではありませんが、そのような場合は、評価結果を見ればたいていわかるものです。

▍システム会社の自己評価と、職員の評価が異なる場合

　要求仕様書どおりになっているかどうか、打ち合わせの中で実装しなくてよいと言ったか言っていないか、そのような管理は前章のプロジェクト管理ができていれば、かなり少なくなると思います。

　それでもすべてが議事録に残っていないこともあります。

　医療機関側が、機能があるのにその機能を使いこなしておらず、機能がないと勘違いしていることもあります。検収のタイミングまで、要求している内容がしっかり協議されていないこともあります。「なんでこんなことを要求したの

だっけ？」と冗談のようなやりとりがでてくることも現実です。

　検収のタイミングにおいて、**要求仕様書の最終確認をして、協議しましょう。今後のメンテナンス時までに追加でこれを完了してもらうなどの取り決めができることもあります。**

　次に示す**図表14-2**は、先のシステム会社の自己評価に対して、今度は担当職員ができているかどうかをチェックした事例です。

図表14-2　システム会社と医療機関の評価差

		病院の評価			
		×：機能要件を満たさず、問題がある	△：機能要件を満たしていないが、問題はない	問題ない	計
実装済	仕様通り	70	47	3,100	3,217
実装済	WG決定通り	10	14	300	324
実装無	仕様通り	15	2	100	117
実装無	WG決定通り	10	124	90	224
その他		0	10	37	47
計		105	197	3,627	3,929

　要求仕様書の項目ごとに、職員の評価を×、△、問題ない、の3択で調査しました。当然ながらほとんどは「問題ない」という結果でした。

　一方、数は少なくとも、機能要件を満たしておらず、問題があるという部分は、確認が必要です。

　機能要件を満たしていないが、なくても大丈夫ということが△の評価です。△も契約上は気になるところですが、優先して確認すべきは×の部分、つまり機能が実装されていないために困っている部分です。

　×はこの例では105件あります。その中には、WGなどで実装しないことが決定しているはずとシステム会社から回答があったものも含まれています。ひょっとしたら、その会議に参加していなかった職員が必要と感じているが、

会議不参加のために主張できずに、機能なしでOKということになっているなど、コミュニケーション上のギャップがあるのかもしれません。

筆者の経験上、意見が異なる理由の多くは、コミュニケーション上のギャップであることが多いため、協議することで解決を図ります。

さて、長くなりましたが、検収行為は手間がかかると理解していただけたと思います。

公的な医療機関であれば、予算の執行や検収のタイミングが決まっているため、稼働直前や稼働直後に検収することになっていることも多いと思います。

しかし、しっかりとした検収を目指すならば、検収のタイミングを稼働後にすることや、その期間を1ヵ月以上とることができないかを検討してください。

■ 14-4　運用リハーサル

▋リハーサルの設計

リハーサルの設計とは、どのようにリハーサルを行うかを詳細に決めておくことです。リハーサルの設計は重要であるにもかかわらず、多くの医療施設では、きちんと設計していないことが多く、同じような失敗が散見されます。

特に、リハーサルの目的を明確にしていない施設が見受けられます。**何のためにリハーサルを行うのかという目的をあらかじめ設定しましょう。**

多くの場合、このリハーサルは、「運用の」リハーサルであり、本番さながらの環境で、運用上の課題がないかを確認することが目的だと記載しています。

つまり、**運用のリハーサルであって、情報システムがきちんと動くかどうかをチェックするのではない**のです。

この目的を定めている理由も説明が必要でしょう。例えば、リハーサルが始まるやいなや、職員がSEに、どのように操作すればよいのか、相談しながら入力している状況が発生することがよくあります。これは、リハーサルの目的に沿っていません。リハーサルは操作研修の場ではありません。リハーサルでは、たいていSEの方が見ていてくれますが、SEに対して機能上の質問をしたり、画

面の変更を求めたりする職員が多く出てきます。機能上の説明は操作研修やそれ以前に終わっている前提ですし、画面の変更を求める期間はすでに過ぎているはずです。また1人の職員の意見で画面変更するものでもありません。このようなやりとりがリハーサルで発生すると、時間ばかりがかかり、「患者をどのように案内するか」などの運用上の大切な確認ができずに、リハーサルが終わってしまったりします。

リハーサルの目的は、**運用の確認にあり、「操作訓練ではない」** ことも付け加えて、リハーサルの目的として示すのも効果的です。

リハーサルをきちんと設計するためには、目的以外にも、どのような患者をリハーサルで扱うのか（シナリオの作成）、リハーサルで起こった課題をどのように拾うのか（課題の吸い上げ）、リハーサルの参加者と関係者の打ち合わせ体制をどうするか、などをあらかじめ決めておかなければなりません。

リハーサル回数・範囲

リハーサルは、複数回こなすことで、確実によくなってくる ものです。前回のリハーサルの課題が次のリハーサルまでに解決されているかどうかのチェックもできます。1回だけのリハーサルでは都合がつかず出席できない医療スタッフも複数回のリハーサルがあれば、出席できる可能性が高まります。

リハーサル実施のデメリットとして、休日出勤や残業代負担、作業負荷の増加などがあります。システム会社だけでなく医療施設側にも負荷がかかるため、リハーサルのボリュームを少なく設定しがちですが、しっかりとしたリハーサルを行うことで、新しい医療情報システム運用失敗のリスクが軽減されます。

最近、筆者のまわりでは、入院のリハーサルと外来のリハーサルを分け、それぞれ1回ずつで、合計2回のリハーサルを提案されることが何度かありました。個人的な考えではありますが、**特に外来のリハーサルは複数回実施するべき** と思います。例えば、救急部門に限った運用リハーサルや病棟のリハーサル、部門システム別のリハーサルは、別途個別に設定した上で、さらに全体のリハーサルも2回実施したほうがよいでしょう。

入院のリハーサルだけであれば、小規模部門リハーサルとして実施できるものと考えられますが、外来の運用リハーサルは、外来患者が来院したときの運用確認を中心としたリハーサルであり、各種オーダが発行され、その受け手である各部門が指示内容を確認・実施し、その結果が指示者や会計に伝達されることをシミュレーションできる場であり、医療機関内の広範囲の場所を利用して運用テストすることになります。

　入院のリハーサルを外来のリハーサルと同時に実施することも、意味はあります。外来から入院になるケースのシナリオで運用確認することもあります。各部門の担当者がリハーサルのために参加していますから、病棟からのオーダがきちんと伝わるかどうかを確認してみるよい機会になります。入院時の手続きは、皆さんご存じのとおり、様々な処理が発生するため、そのリハーサルをしておくのは重要です。

リハーサルの事前準備

　リハーサルの事前準備は、通常、医療機関側が主としてリードすることが多いです。事前準備だけでなく、**リハーサルはそもそも医療機関側がリードする**ものです。

　したがって、システム会社が言うとおりにやっていればよいということではありません。むしろ、システム会社が主体的にやっても、現実的なリハーサルにはなりにくいのです。

　そもそも、現状の医療機関を動かしているのは医療機関の職員ですから、その運用にあったリハーサルシナリオや、確認したい内容を考えることが重要です。医療機関が何もしなければ、システム会社が提案する内容のままになりますが、他施設の事例などのシナリオでリハーサルすることになり、その医療機関独自の運用や担当者の役割も現実的な想定とはなりにくく、結果、現実に沿っていない確認となってしまうこともあります。

　さて、医療機関は、リハーサルの準備として、どのようなことを段取りするのでしょうか。事例に基づき、ポイントを以下に挙げました。

① 　リハーサルの目的の決定と通知（システムの動作確認や操作研修ではないこと）

② 　リハーサル後のアンケートの内容とその集計方法の確認

③ 　リハーサルシナリオの作成

④ 　参加者の決定

⑤ 　タイムスケジュールの決定

⑥ 　運用変更点の整理

⑦ 　リハーサルで制限される機能とシステム上のルール確認

⑧ 　立会い体制・運用体制（その連絡先やアナウンス方法など）

⑨ 　通常業務への配慮について確認

　リハーサルの目的については、前述のとおりです。繰り返しとなりますが、リハーサルが始まったとたん、操作方法の相談が始まり、模擬患者を案内するどころか、模擬患者と一緒になって機能について語り合うような状況ではいけません。残念ながら、そのような状況をかつてはよく見受けられました。そのようなことがないよう、このリハーサルでしなければならないことを、参加者に明確に示す必要があります。

　リハーサルに参加したメンバーが記載できるアンケートの作成も重要です。確認したいことや課題が発見できるようなアンケートの作りこみが必要ですし、アンケートの集計方法も含めて十分な検討が必要です。人数が少ない場合は、アンケートではなく会議を開催して、そこでの発言をとりまとめることもあります。

　リハーサルシナリオの作成は、どの運用を確認したいかを考える大事な作業です。例えば、ある検査が発生するシナリオをいくつ用意するかも重要な検討項目です。せっかく全部門の職員が参加しているのですから、生理検査部門で検査技師が待っていたけれど、模擬患者が１人しか来なかったということになってしまわないように、生理検査部門を使う患者シナリオを複数考えるなど、シナリオ構成に配慮する必要があります。

次に、参加者の決定です。運用を確認するべき立場にある職員など、適切な職員の参加が必要です。全員参加がベストではあるものの、労務関係上の制限などがあるでしょうから、参加メンバーを検討してください。

　タイムスケジュールも考えておく必要があります。終了後も残って検討会を開くためのメンバーやリハーサルで臨時に設置した機器の撤去作業など、作業時間を考えてタイムスケジュールを考えます。

　大きな運用変更点の整理やリハーサルでの制限もまとめなければなりません。検討してきた運用が全職員に伝わっているとは限りませんから、わかりやすくポイントを絞って事前説明する資料も用意するとよいでしょう。もしリハーサル時に搭載できていないマスタや機能があれば、制限内容として説明する必要があります。

　どのようなIDでログインできるか、といった細かい条件も含めて、システム制限や入力ルールをシステム会社と一緒に考えましょう。

　リハーサルの体制についても当然検討しなければならない重要な項目の一つです。何か問題が起こった際のアナウンスや開始時・終了時のアナウンス方法、連絡先、立会いのメンバーも確認します。

　最後に、通常業務への配慮が必要であることを忘れてはいけません。使っていない新病院でリハーサルを行うのであれば、問題ありませんが、多くの場合、現在、稼働している医療機関内でリハーサルを行うことになりますから、模擬患者に本当の患者が混ざってしまうことなどがないように、また、通常業務の邪魔にならないよう、配慮する方法についても考えましょう。その日に来院されている患者への通知なども必要に応じて実施することがあります。

FAQ

質問1 リハーサルが思うようにいかなかった時、批判が先行して、炎上するようなこともあると思います。リハーサルの結果をとりまとめるにあたって、どのような注意点がありますか？

回答 リハーサルの結果を上手に本番時に活かすことが重要です。「失敗」と考えられたとしても、「その失敗を本番までにどのように解決していくか」に目を向けましょう。参考までに、プロジェクトの振り返りで陥りがちな状況について次の**図表14-3**に示します。

図表14-3　プロジェクトの振り返りで陥りがちな状況と対策

プロジェクトの振り返りで陥りがちな状況	対策
振り返りに手間・時間がかかり振り返りを実施しない プロジェクトを振り返るための意見の集約等に手間や時間がかかり、振り返りを行うタイミングを逸してしまい、結局振り返りを実施しない。	プロジェクトの振り返りに必要となる資料の作成及び、各職員の意見の集約を行う。
	振り返り会議に参加するメンバーが増えすぎると意見の集約に時間がかかるため、振り返り会議の参加メンバーをプロジェクトのコアメンバーに限定する。
	振り返り結果を今後のプロジェクトに活かせる振り返り手法としてKPT法などを用いて実施する。
ダメ出しばかりの反省会 プロジェクトの適切な振り返り手法がわからず、ダメ出しばかりの反省会となってしまう。	振り返り会議に先立って必要となる客観的事実に基づいた資料（当該プロジェクトの当初方針、スケジュール、予算、当初方針との差分等）を整理する。
偏った振り返り内容となる プロジェクトを振り返る際の会議にて、特定の人ばかりが発言して偏った振り返りとなってしまう。	振り返り会議では、客観的かつ病院職員の想いを載せた結果としてとりまとめ、今後の運用に向けた意識醸成を図る。

回答　システムがうまく稼働できない、と判断することはあります。リハーサルをしたけれど、うまく運用できず混乱を極めた、などのケースです。より早い段階でわかることもあるでしょう。

　まず、その状況では検収できないと思いますから、稼働延期・検収時期の延期を考えます。1ヵ月、あるいは数ヵ月延期することで、作業が追いつき、無事稼働できそうであれば、そのようにします。それには、システム会社や内部の調整も必要です。医療機関の都合でそのような事態になっているのであれば、システム会社から一部検収を依頼されることもあるかもしれませんのでシステム会社と協議しましょう。

　実際は、予定稼働日を簡単に延期できないことも多いです。新病院のオープンが迫っていたり、新システム入れ替えのための停止期間が連休がないなどの事情で設定できなかったりと、様々な事情があることも多く、やむを得ず、気づいた時点から作業負荷を高めるなどして、なるべくリスクの少ないかたちで無理に稼働させるケースもあります。こういった事態は、これまでの作業の積み重ねの結果となりますので、本書のプロセスの一つ一つを丁寧にこなして、注意して進めることで、多くの場合、防ぐことが可能になるでしょう。

COLUMN

新築時の医療情報システム導入・更新

　医療施設を建て替えるタイミングはそれほど多くありません。医療情報システムの更新が5〜7年に一度であるのに対して、建築のタイミングは、少なくとも40年以上に一度のタイミングです。最近は建築費の高騰により、さらに建て替え頻度が少なく、稀な頻度となっています。その稀なケースにあたっている場合、医療情報システムの導入・更新は、どのようになるのでしょうか。

　筆者個人は、やりやすい更新になると考えています。何がやりやすいかというと、新しい運用、新しい立地、新しい設備で始められますので、既存の業務との入れ替えが楽です。リハーサルも新しく建てられた医療機関の中で、患者不在の建物を使って、運用テストができます。PCの配置も、サーバルームの配置も思いのままです。ぎりぎりまで敷地面積の割り当てや、配置職員人数が決定しないなどのトラブルはあるかもしれませんが、まっさらな状態で業務設計してシステム設定に落とし込むのは、非常に簡単だと感じます。

　ここでは、新築時の医療情報システムの調達タイミングと、いくつかの注意点について、説明したいと思います。

新築時の医療情報システム調達タイミング

　本書では、医療情報システムの検討は、稼働の2年前には開始し、稼働の1年前にはシステム会社と契約することをお勧めしていました。

　では、新築時にはどうなるでしょうか？

　医療機関の建築に関わるプロセスは、医療情報システムのプロセスよりもずっと長期にわたります。まず施工期間が長いです。具体的な期間は規模により、まったく異なります。施工の前にはシステム同様、設計する期間があります。設計は、通常、基本設計と実施設計に分かれます。さらにその前に、基本構想と基本計画があります。

基本計画は、医療情報システムの基本計画の内容と同様に、そのスケジュールやコストなど様々なことが盛り込まれます。その段階で、医療情報システムについても言及されることが多いため、この段階で案をある程度出しておかないと、新しくできる医療機関の総額コストから医療情報システムのコストが抜け落ちてしまいます。建築コスト・医療機器コストは、一般的に、医療情報システムのコストよりも大きいわけですが、しっかりと医療情報システムのコストも確保しなければなりません。

　長期のプロジェクトになるため、長期間の検討により新しい要求が出てくることが多いです。外部環境も変わりやすいため、予算がそのまま計画通りにならないことも多く、コストが膨れ上がることが問題とされています。医療情報システムとしてどのようなものを構築するとよいか、より早い段階で計画を立てることになるでしょう。段取りは、本書で紹介したものとあまり変わりませんが、建築に関わる事業者（設計者なども含む）とも、調整しなければなりません。

　新築時の医療情報システム導入計画の作成は、建築関係の事業の進み方をチェックしつつ、早いタイミングでの計画立案が求められます。

新築時における、医療情報システム導入・更新の注意点

　いくつか注意しなければならないポイントについて以下に説明します。

●ネットワークの構築

　新築時のネットワークについて、建設会社の担当範囲となっているか（あるいはなっていないか）を確認する必要があります。配管や線の敷設はお任せすることも多いと思います。ネットワーク機器については、情報部門的な知見が必要となるため、医療情報システムを専門とする事業者に医療機関から直接依頼することも多いと思いますが、取り決め次第になります。

●電源確保

　サーバの室の設計や、電源工事の仕様は設計者によって決定されることが多

いでしょう。設計のプロジェクトと情報部門が分かれている場合は、情報部門としても意見していく必要があります。

　電源は、サーバ以外にも、様々な部屋に設置されるPCなどのデバイスにも必要です。ネットワークの口や電源の口の位置については、情報部門として実施計画までに確認しておくとよいでしょう。実施設計完了後も医療情報システムの検討をしていく中で、サーバの台数や電源が変更になることも多いため、設計後の変更については、関係者に都度共有する必要があります。

●引き渡しのタイミング

　新しい医療機関の建物に入ることができるのは、契約的には、引き渡し後になります。ただし、その前に入らせてもらって、機器を設置・確認したりすることは、よくあることです。引渡し前であれば、建設会社に依頼して了承を得る必要があります。搬入の条件などが示されると思いますので、それに従って、搬入・設置していきます。ここでは、そのような依頼をする必要があるということに注意を促すとともに、自由に医療機関側で出入りできない可能性があるということも懸念点として挙げておきます。つまり、新しい医療機関の部屋が空いているように見えたとしても、勝手に出入りするのはNGで、機器の設置や、PCの操作研修には、建設会社の許可が必要だということです。

　そのような立ち入るタイミングも踏まえて、リハーサルのタイミングも検討しましょう。リハーサルで医療機器や机などの備品が十分に設置できていない可能性もありますし、リハーサル後に機器を撤去しなければならないということもあるかもしれません。

　最後に、新しい施設に物を運ぶこともあるでしょう。既存の医療機関で利用している機器については、いつ移動させるのか、移動時に利用できないものがあるかということはもちろん、設置後にテストすることや、その際に機器の担当者に来てもらうことなど、調整するべきことがあることも覚えておいてください。

チェックシート

チェックシートの使い方

　本書で繰り返し説明したように、医療情報システムの導入・更新には、多くのプロセスがあり、やり残しがないように適宜確認することが不可欠です。

　本チェックシートは、本書で説明した王道プロセスに従って、皆様がご自身のプロジェクトに抜け漏れがないかを確認できるよう作成しています。

　チェックシートのすべての項目を最初に確認して進めるもよし、ある程度進めてきたうえで、チェックシートで見直すもよし、自由にご活用ください。

　また、項目ごとに、参考となる箇所を右列に記載していますので、本書の索引の代わりとしてもご活用いただけると思います。

　多くの場合、チェックシートの順に上から実施すると想定されますが、次のプロセスで必要な項目を踏まえたうえで、検討が必要な項目もあります。したがって、すべての項目を上から順に1つずつクリアしていくのではなく、先のプロセスの確認事項も把握し、動くようにすることも、すべてを抜け漏れなく完成させるためには重要です。

　なお、所属する施設の内規などにより、異なる点があると思いますので、本チェックシートをたたき台とし、各施設にあった形で追加・削除し、ご活用いただくことをおすすめします。

Ⅰ. 現状分析・基本計画策定（第2章～5章）

	実施内容	参照頁
現状分析		
☐	現行システム一覧の記入をはじめる	p.41～43
☐	現行システム一覧の記入できない箇所を特定する	p.47～54
☐	現行システム会社から必要な資料を依頼する[※1]	p.47～48
☐	内外関係者にヒアリングする[※1]	p.58～67
☐	現行システム一覧を完成する	p.60～61
☐	現行システム一覧を眺め、費用や保守期日について議論する	p.51～54
基本計画策定		
☐	目標とする稼働日を想定する	p.26～37
☐	基本的な方針を議論する	p.68～73
☐	解決したい課題をリスト化し、優先順位をつける	p.76～99
☐	コストについて、議論する	p.52、p.97～99
☐	推進体制について確認する	p.93
☐	基本計画の案をシステム会社や関係者に確認し、指摘を受ける	p.96

※1　現行システム一覧の完成に不要であれば、省く。

Ⅱ. 要求仕様書作成（第6～8章、第1章）

	実施内容	参照頁
要求仕様書作成		
☐	要求仕様書の作成方法を検討する	p.104～121
☐	要求仕様書案の作成、システム会社への確認、修正、それぞれのスケジュールを設定する	p.115～118
☐	要求仕様書案を作成するためのヒアリング、アンケートなどを行う	p.118～122
☐	要求仕様書案をシステム会社に送付し、意見をもらう（RFI）	p.121～122
☐	「要求仕様書に必要、かつ漏れやすい内容」を確認する	p.122

	システム機能確認	
☐	システム会社からの機能提案をもらう（デモ、提案資料、他施設見学、展示会など）	p.126〜131
☐	要求仕様書案への機能反映を検討する	p.131〜132
	調達資料作成	
☐	発注方法について検討する（分割発注するか、発注する範囲をどうするか検討する）	p.37〜38、p.124〜125
☐	調達資料を作成する[※2]	p.134〜141

※2　本書該当ページの事例をもとに、必要な調達資料を準備する。

Ⅲ．システム会社選定・契約（第9章、第10章）

	実施内容	参照頁
☐	評価方法を確定する	p.145〜152
☐	システム会社に必要な調達資料を送付する	p.145
☐	システム会社から提案、見積を取得する	p.145
☐	システム会社を評価し、優先交渉権者を決定する	p.145〜152
☐	システム会社に詳細なスケジュールを依頼する・スケジュールを適宜修正し、協議のうえで最終化する	p.166〜167
☐	契約する（保守契約のタイミングも同時に確認する）	p.168〜171

Ⅳ．システム構築（第11、12章）

	実施内容	参照頁
☐	システム会社の体制、施設側の体制を確定する	p.174〜177
☐	関係メンバーに通知する	p.177〜179
☐	各種会議までに、議事録の提出・確認方法、課題管理表、スケジュール詳細についてシステム会社と確認する	p.179〜180
☐	マスタ設定のためのシステム会社の準備について確認する	p.180
☐	マスタ設定を開始する	p.182〜184
☐	マスタ設定の進捗を確認する。一週間に二回程度、あるいは協議の上タイミングを確認して、実施する	p.182〜184
☐	マスタ完了を確認する	p.182〜184

	実施内容	参照頁
☐	出力帳票の最終的な仕様を確認する	p.185〜186
☐	出力帳票の完了を確認する	p.185〜186
☐	データ出力の最終的な仕様を確認する	p.186〜187
☐	データ出力機能の完了を確認する	p.186〜187
☐	端末等設定の最終的な仕様を確認する。	p.187

V. 確認・稼働（第14章）

	実施内容	参照頁
☐	操作研修の内容について検討する	p.204〜207
☐	操作教育を受けるメンバーの特定や管理方法、受講スケジュールを検討する	p.204〜207
☐	画面操作だけでなく、必要な運用について研修にもりこまれているか確認する	p.204〜207
☐	システム会社から、システムテストの実施方法について説明を受ける	p.207
☐	運用リハーサルの計画をたてる	p.212〜218
☐	運用リハーサルを実施し、結果について検討会議を行う	p.214〜218
☐	稼働判定を行う	p.217〜218
☐	稼働時および稼働後しばらくの間のサポート体制、医療機関側の体制について、決定する	―

あとがき

　もし本書について、「当たり前のことを整理しているだけ」という批判があれば、私のライフワークがついにゴールに到達したと言えます。

　なぜなら、これまでの情報発信であるとか、組織・部下同僚の育成、さらにはクライアントへの助言や、各所での発信時に関わっていただいた方々が二次的・三次的にその当たり前を広めてきた結果、医療情報システム導入・更新手法が、もはや当然のこととなったということだと思います。

　そのような社会を我々が創作できたことは、社会との一体化であり、社会のある部分を根本的に作ったということで、それこそが、真の達成後の状況であると言えます。

　一方、本書を手に取っていただいたアンテナを高くされている方は当然と思われても、そうでない方々もいまだ多くいらっしゃるのではないかと思います。

　また、一見したら当然と思うことが多くとも、おそらく「こうすればいいのか」という気づきがあるでしょうし、「ここは、ちょっと変わった意見だな」「本当かな」とか、そう言った捉え方をされる部分もあるでしょう。そういった意味で本書の存在価値があれば幸いです。

　かつて、男女平等であるとか、国民主権であるとか、当時としては「反社会的」とされるようなことを言って、英雄が誕生することがありました。

　しかし、異なる思想や多様性を敬う現在において、本当にうまく社会を変えていくときは、衝突や感動のストーリーは不要であり、気付いたらそうなっていたということでよいのです。

　善悪や派閥などの対立議論はなく、「当たり前のことを当たり前にやれ」と言えばいいだけなのです。

　現状分析リスト、保守コストを含めた評価、優先交渉権、マスタ登録タイミング、本書に書かれているそれらは、二十数年前には、ほぼ実現できていなかったもので、実現させようとした場合に、どこからか反発が強く出てきたものです。今では、上手にできないことや忘れてしまうことはあっても、この方式に

反対する方がいるでしょうか。いないはずです。

　DXという言葉で、当たり前のことを、さも新たなことのように表現することが散見されますが、その逆をやっていると言えば、わかりやすいでしょうか。

　当たり前のことを当たり前にやりなさいと言う背景には、実は多くのケースでは、そのことができていない、全然当たり前ができていない、ということです。

　本書では、言葉にこだわっています。部分的にそれが冗長な表現になり読みづらい部分がありましたらご容赦ください。

　情報システムの分野では、バズワードが多く生まれがちであり、多くの人がイラつくもとです。定義が曖昧なワードを定義せず、優れているように見せるために活用することは、羊頭狗肉（今風に言うと釣りサムネイル？でしょうか）、品位の劣ることと思い、本書では、すごそうに見えないこと、凡人の所作、当たり前のことをするような表現としています。

　一方で、皆さんが部下を奮い立たせるために、流行語を活用して表現することの効果も否定しません。本書の凡庸な表現は適宜変えて使っていただければ幸いです。

　最後に、当然であることの価値や凡庸であることの意義を綴ってしまいました。それらの言葉や表現は、一般的には、情報システム技術のイメージとは、対照的なものと感じられるでしょう。

　医療情報システム。それはシステムといいながら、非常に人間くさいものと考えています。

　皆さんの医療情報システム導入・更新が成功しますよう、心よりお祈り申し上げます。

2025年2月

根本　大介

◎ 著者紹介

根本　大介（ねもと・だいすけ）
デロイト トーマツ グループ
デロイト トーマツ リスクアドバイザリー合同会社
デロイト トーマツ ヘルスケア
マネージングディレクター。
大手メーカー、大手シンクタンクで医療施設向けコンサルティング経験後、現職。官公庁、大学病院、自治体病院、民間病院での経営支援、調査、医療情報システム導入支援、基本構想・基本計画策定、各種アドバイザリー業務に従事。厚生労働省委員、調査研究責任者ほか。

医療情報システム導入 完全マニュアル
失敗しないための具体的プロセス

2025 年 3 月 30 日　初版第 1 刷発行

著　者——根本 大介
Ⓒ 2025 Daisuke Nemoto
発行者——張 士洛
発行所——日本能率協会マネジメントセンター
〒 103-6009 東京都中央区日本橋 2-7-1　東京日本橋タワー

TEL 03（6362）4339（編集）／03（6362）4558（販売）
FAX 03（3272）8127（編集・販売）
https://www.jmam.co.jp/

装丁——吉村朋子
本文 DTP——株式会社 RUHIA
印刷所——シナノ書籍印刷株式会社
製本所——株式会社新寿堂

ISBN 978-4-8005-9315-3　C3047
落丁・乱丁はおとりかえします。
PRINTED IN JAPAN

頻出テーマ解説
医療情報技師　重要ポイント&問題集

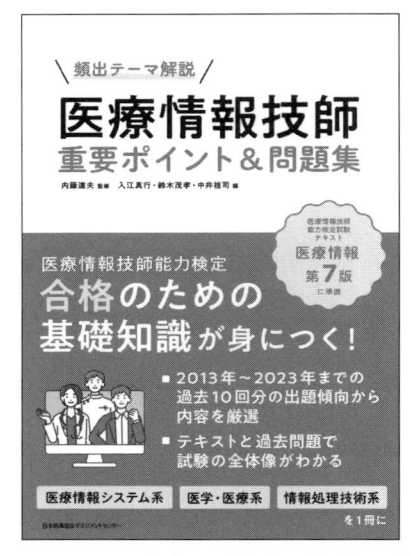

内藤 道夫 監修　入江 真行・鈴木 茂孝・中井 桂司 編
B5判　304ページ

医療情報技師能力検定は、「医療情報技師」という、医療と情報技術の両方の専門知識をもった人材を育成するための試験です。
本試験は医学、情報技術、医療情報、すべての専門性が問われる試験です。
本書は、広い出題範囲から、2013〜2023年の過去10回分の出題傾向を分析し、頻出のテーマを中心にポイントのみを厳選して解説した試験対策書です。
また各節には代表的な過去問題を数題取り上げており、学んだ知識を定着させるのに役立ちます。
受験対策としてだけでなく、医療情報システムに関わるすべての人に役立つ1冊。

日本能率協会マネジメントセンター